河出文庫

生きるための哲学

岡田尊司

kawade bunko

河出書房新社

はじめに　生きづらさを抱えた人に

困難な時代状況の中で、今、生きづらさを抱えている人が、とても増えている。思うがまま、感じるがままに生き、迷うことなく日々の営みに熱中できれば、それに勝ることはないが、そんなふうに生きられない人も多い。

普段は元気な人も、壁にぶつかったとき、理不尽な仕打ちを受けたとき、自分の努力ではどうにもならない事態に出会ったとき、苦しさにさいなまれる。自分を認めてもらえず、逆に不当な扱いを受けて傷ついている人もいるだろう。この生活になんの意味があるのかと、それに耐えることに疲れ切っている人もいるだろう。頑張っても頑張っても希望が見えず、気持ちが折れそうになっている人もいるだろう。

もっと根深い問題を引きずっている人も少なくない。自分が何者かわからず、生きることに、つねに迷いや違和感を抱え、本当はどうすればいいのか、どうしたいのかと揺らぎ続けている人もいるだろう。自分に自信がもてず、いわれのない罪悪感や不安にさいなまれている人もいるだろう。本来なら一番大切な存在であるはずの親や子との関係で、わだかまりを抱えている人もいるだろう。恵まれた人生を送っているはずなのに、生きることに空しさや無意味さがつきまとう人もいるに違いない。それら苦悩の根底には、人が生きるということの根本に関わる問題がからんでいる。

悩みと無縁に生きてきたような人でさえ、人生のある時期には、自分の心の問いに対する答えを探し求めようと、七転八倒するときがある。信頼していたパートナーとの関係が行き詰まったり、人生の岐路に立って、どちらに進むべきか、迷って答えを出しあぐねたりする。

そうしたとき、人は、科学や理屈では答えが出ない問題、つまり答えのない問いに向き合っている。数学の問題であれば、「解なし」というのが正解であったりするが、人生の問題では、それではすまされない。答えが出ないからといって、答えを出さないわけにはいかないのが人生である。前に進もうと思えば、自分なりの選択と決断をするしかない。

自分が直面している事態を、どう受け止めればよいのか、どう考えて選択を行えばいいのか。自分に降りかかっているものは一体何なのか。なんの意味があるのか。この苦しさをどうすれば乗り越えていけるのか。どう受け止め、どう考えれば、この困難でつらい状況に押しつぶされずに、生き抜いていくことができるのか。

人がそう感じ、苦しみ、悩むとき、人は正解のない問題に、自分なりの答えを出そうとしている。正解のない問いを問うこと、それこそが哲学するという営みであり、まさに万物の霊長たる人間だけが示す特性である。ただし、そこで求められているのは、哲学するために哲学する、学問としての哲学ではない。もっと切実に、ぎりぎりの生存を支えるために、生きるための哲学が求められているのである。人は、パンや水を求めるのと同じように、誰であれ、生きるための哲学を必要とするのだ。哲学などと無縁に生きている人も、生きるための哲学をもっている。

私は重い試練を抱え、人生の危機に直面した人々と向かい合ってきた。その中で、ひしと感じるようになったことは、科学的アプローチや科学としての医学だけでは、人は救われないということである。重い困難ほど、それを乗り越えるためには、形而上の精神的な営みが必要だと教えられた。そうした局面に立たされたとき、科学的合理主義には明らかな限界がある。合理的な理屈をいくら振り回しても、気持ちを汲むことも、助けとなることもできず、事態をこじらせるだけで、なんの役にも立たないことも多い。

たとえば、科学的に人はなぜ生きているのかと問うならば、医学や生理学は、一個の細胞にも、外界からのストレスから身を守って、自らを維持しようとする仕組みがあることをＤＮＡという分子のレベルにまで遡って解明し、説明しようとするだろう。細胞が呼吸しエネルギーを生み出す仕組みや、危険を避けるために備わったさまざまな反射や、食べ物を得たり子孫を残すための本能的な行動が起きるためのメカニズムについて、詳しく解き明かしてくれるだろう。

しかし、そうした生きるための仕組みをいくら解明したところで、われわれが求めている問い、つまり生きる意味とは何か、どうせ死に向かう存在であるわれわれが、苦しみながらも生きようとすることになんの意味があるのかという問いに答えることにはならない。

なぜなら、そこに合理的な正解や科学的な答えなどないからだ。死にたいと言っている人間に、生きなさいと合理的な理由を挙げて、説得することなどできない。哲学者ウィトゲンシュタインは、その著書を、「語ることが不可能なことに、人は沈黙しなければならない」という一節で締めくくったが、合理的な科学は、死にたいと言っている人に対してさえ、説得する言葉をもたないのである。ウィトゲンシュタインによれば、人生の問題は語ることが不可能な問題であり、言葉を並べることは、論理的には無意味なのである。

ウィトゲンシュタインのこの言葉は、今日の学問としての哲学の状況を端的に物語っている。哲学という学問は、今や人生の問題に沈黙せざるを得ないのである。哲学は奇妙な自己撞着に陥っている。哲学は厳密さにこだわる余り、自らの口に猿ぐつわを嚙ませてしまった。科学のように論理的であろうとするがゆえに、答えの定かでない問題について語ることを、自らに封じてしまったのだ。

だが、いま苦悩し、死ぬか生きるかの問題に直面している人にとって、論理的に無意味なので、何を言っても仕方がないというのではすまされない。目の前の命が危機に瀕しているのに、沈黙しているわけにはいかない。「死ぬな」「生きろ」と肩をつかんで揺さぶる方が、何も言えない高尚な哲学などより、よほど助けになるかもしれない。答えの出ない問題であろうと、自分なりの答えを信じて、ぶつかっていくしかない。その切なる信念と行動は、人間の本性に基づくものであり、そこにこそ、本来の哲学があると言えるだろう。

正確さや整合性にこだわって沈黙することは、間違いを犯さないという点では安全策かもしれないが、現実の人生においては臆病すぎる。責任逃れにすら見える。一片の言葉に、些細な考え方に、救いと光明を見出そうとする人間の営み、それに曖昧であろうとも答えようとする必死の努力にこそ、人間の人間たる真実があるように思う。答えの出ない問いを問うこと、そして、無意味さの中にも、なにがしかの意味を汲み取ろうとすることは、人間のやむなき衝動であり、生きるために不可欠な魂のわざなのである。

「語ることが不可能なことに、人は沈黙しなければならない」と述べたウィトゲンシュタイン自身も、論理的には無意味だと断を下した営みをやめたわけではなかった。いや、彼ほどその営みを必要としていた人もいなかった。彼は、語ることの限界を超えて、言葉を紡ぎ続けたのである。語り得ないものを、不完全であろうが言葉にし、自分なりの答えを出そうとしたのである。

第一次世界大戦に従軍したこの哲学者は、最前線で敵の猛攻撃にさらされながら、死の危険に瀕する中で、手稿に次のように問いかける。

「人は自分の意志を働かすこともできずに、この世界のあらゆる苦難を忍ばねばならないとすると、何がその人を幸福にできるだろうか。この世界の苦難は避けられないというのに、そもそも人はいかにして幸福になれるのか」

それに続けて、彼は自分の答えを綴っているわけであるが、その答えについては本文でまた触れるとして、ここで述べておきたいのは、語ることが不可能なことに、ウィトゲンシュタインは決して沈黙などしなかったということである。

私は本書において、生きづらさを抱え、さまざまな苦難や理不尽な試練に直面しながらも、なんとか生き抜いていくために、正解はないとわかってはいても、その問いを問い続けずにはいられない人間として、どうにか意味と勇気を掬《すく》い取ろうと苦闘する試行錯誤と、それがたどり着いた究極の叡智を描き出していきたい。

それは決して語ることのできないものかもしれないが、そこに漂うものを感じることはできるだろう。そして、同じ苦悩を共有する人には、その意味が汲み取れるはずである。なぜなら、私がこれから呈示する思索や決断や行動は、単なる机上の哲学ではなく、すべて誰かの実人生に生じた現実の苦悩の中にあり、それを乗り越えるのに、相応の役割を果たしたものにほかならないからだ。答えの出ない問いに答えを見出し、生きづらさを超えて、少なくとも一人の人間を救った生きた哲学だからだ。

本書には、多くの人の人生のエピソードや記録が盛り込まれている。有名な人物のものもあれば、一般人の事例もある。有名人のものは、公刊された評伝、伝記、書簡、自伝及び自伝的作品に基づいて記載を行った。巻末に参照や引用を行った文献の一覧を掲げている。一般人の事例に関しては、実際のケースをヒントに再構成したものであり、特定のケースとは無関係であることをお断りしておきたい。

本書で述べる哲学は、図書館で埃をかぶっているような、いわゆる哲学ではない。そうした伝統的な枠組みにとらわれず、生きるという試練の根底にあって、人を支えようとするチャレンジを広く含むものである。それを語る言葉も、いわゆる哲学的な言語にはこだわらない。もっと生々しい一人の人間の叫びの方に、生きるための哲学が語られていることもあるし、言葉にはならない生きざまの中に、生きるための哲学が姿を現していることもあるだろう。

逆に言えば、言葉だけの哲学に用はない。言葉にならないものを言葉にしようとする試みにおいて、言葉は絵を描くための絵の具のようなものであり、絵の具が絵の具として存在感を示しすぎることは、伝えようとすることを、かえって邪魔してしまうのである。絵の具ではなく、それを媒介にして表現されたものを見て、そこから何かを汲み取ってもらうことこそが大切なのである。

豊かな時代が終わろうとしている。貧しい時代、困難な時代、過去の常識が通用しない時代が再び訪れようとしている。そうした試練の時代においてこそ、生きるための哲学、サヴァイヴァルのための哲学は、いっそう必要性を増す。この小さな本との出会いが、生きづらさを超えて、自分らしく生き抜くための勇気と指針を見出す手がかりとなることを祈っている。

生きるための哲学

目次

第三章　自分らしく生きられない人に　85

第五章 自分が何者かわからない人に 173

第七章　生きる意味を求めて　263

第一章

親と折り合いが悪い人に

一通の遺書

鮮明に記憶に焼き付いている一通の遺書がある。原稿用紙に万年筆で書かれた遺書には血痕が生々しく残り、そこには、一人の青年の抱えた苦悩と生への決別の辞が記されていた。最後に、母親に長年の迷惑を詫び、彼を支えていた恋人に感謝を述べて、短い文を締めくくっていた。

それから、青年は、睡眠薬ブロバリン百錠をアルコールと一緒に呑み、ガス栓を開いて、静かに床に横たわったのだ。発見が三十分遅れていたら、取り返しのつかない事態になっていただろう。だが、幸運にも、胸騒ぎを覚えた恋人が、その日、たまたま訪ねてきた。異様な気配に鍵を開けて部屋に入ってきた彼女は、ガスが充満しかけた部屋で、昏睡状態に陥った青年を発見した。青年は、それまでも何度か自殺未遂を起こしていたが、このときは、それまでになく危険な状態だった。なんの反応もない彼の様子を看て取った恋人は、青年がもう助からないと思ったようだ。遺書に残る血痕は、恋人が後追い自殺をしようとして、包丁で手首を切った出血によるものである。恋人の女性は、そんなことをしている場合ではないと思い直し、傷口から血を流しながら、彼を助けようと救急車を呼んだのだ。

青年は、二日間、生死の境をさまよったが、奇跡的に回復した。そのときの後遺症で、何年もひどい頭痛に悩まされることとなったが、この自殺企図を境に、彼の中で何かが変わっていく。それ以降、彼は生きることを放棄しようとはしなくなり、後から振り返ってみれば、そのときが、事実上、最後の自殺企図となったのである。何年も経ってすっかり落ち着いてからも、彼はその遺書をお守りのように大切にしていた。何かが青年の中で変わり、このきわどい生還が、人生のターニングポイントとなったのである。

青年はなぜ何度も死のうとしなければならなかったのだろうか。そうした深い絶望から、彼はどうやって、生きる意味を取り戻すことができたのだろうか。

私は精神科医として働くようになって、死の衝動に取り憑かれている人たちと、日々向かい合うこととなった。そこでは医学的な診断やそれに基づく対処がまず前提となるわけだが、それだけではどうにもならないものを感じることも少なくない。生きている同じ人間として向かい合うことでしか、相手の気持ちには触れられないのである。

この青年のケースをまず取り上げるのは、私が医者となる前に、一人の人間として出会い、関わったということがある。まだ医学生ですらなかった私は、青年をとらえている不安定な状態を、一つの病態や精神障害としては捉えず、一人の人間の苦悩として受け止めようとした。

もし私が精神科医として彼に出会っていたならば、私は「境界性パーソナリティ障害」という診断を念頭に置きながら、彼の行動や不安定な心理を理解し、対処を考えただろう。だが、彼が抱えている苦しみや孤独に、人間として共感し、ときには対立し、ときには、こちらが救われ、彼が自分の抱えているものを乗り越えていく過程を、彼と対等な視線で、間近に共有するということはできなかっただろう。

彼も必死に生きようと模索していたが、私も自分の人生を見つけ出そうと必死だった。彼と語り合うことは、何か必然性をもち、その必然的な過程が役割を終えるにつれ、二つの人生は、それぞれの方向に分かれ、別々の道を歩み出していった。

そして、もう一つ、このケースを取り上げる理由は、この青年が見事に自分の抱えた深刻な危機を乗り越え、その後の人生を有意義に開花させたからである。

青年の名をTとしよう。Tは母一人子一人の家庭で育った。彼が四歳のとき、父親は家からいなくなり、ほかの女と暮らすようになった。そもそも父親と母親の結婚は、祝福されたものではなかった。母親は旧家のお嬢さんで、親の反対を押し切って、駆け落ち同然に父親と一緒になったのだ。そのため、夫から生活費さえ貰えない状況に陥っても、いまさら実家に泣きつくのは、母親のプライドが許さなかった。

結婚前までしていた教師の仕事に戻ることも考えたが、まだ幼い息子の面倒をみながら、生活を支えられる仕事として彼女が選んだのは、社員寮の寮母として働くことだった。母親は美しい人で、周囲の男性から言い寄られることや、再婚の話もしばしば持ち上がったが、頑なに断り続けた。

結婚に対して二の足を踏んだのは、息子のこともあったが、結婚はもうこりごりだという思いもあったようだ。さらには自分を捨てた夫に対する思いも、まだ残っていたようだ。生涯、母親は再婚しなかった。

Tの幼い頃の記憶の一つは、ある夜目を覚ますと、母親がじっと彼のことを怖い目で見つめていたというものである。その冷たい眼差しが、自分ではなく、誰かほかの人を見つめているように、幼い心は感じたという。彼は父親似だった。顔立ちだけでなく、性格も父親にそっくりだと、母親からよく聞かされた。その口ぶりには、別れた夫に対する冷ややかな嘲りがこもっていた。息子のことを何よりも優先し、自分の人生さえ犠牲にしながら、同時に、息子の姿に自分を捨てた夫の面影を認め、冷笑せずにはいられなかったのである。

Tは学業にもスポーツにも秀で、教育熱心な母親の期待に見事に応えた。ところが、中学二年の頃から、自慢の息子は次々と問題を起こし始める。ケンカ騒ぎを起こし、町の不良と付き合うようになったかと思うと、今度は年上の彼女を作って、その女のところに入り浸るようになる。ケンカくらいは大目に見ていた母親だったが、年上の女にすっかりのめり込み、自分に隠れてこそこそするようになった息子に対して、母親は冷静でいられなかった。

　ある日、中学生のTは、有無を言わさず、遠く離れた土地に転校させられてしまう。本人の将来を守るために、母親が下した苦肉の決断だった。その地で、母親からも離れ、親戚の家に預けられ、高校の途中までを過ごすことになる。このとき、恋人といやも応もなく引き離され、見知らぬ土地に送られたことは、青年の心に癒しがたい傷を残すことになった。

　その後もTは、つねに成績優秀で、スポーツでも頭角を現すが、行く先々で恋愛沙汰を起こし、問題児扱いされる。同じ高校の新任教師と肉体関係を持ち、ことが発覚して教師が辞めさせられると、Tは職員室で椅子を振り上げて暴れ回った。Tが退学にならなかったのは、不祥事が表沙汰になることを嫌った学校が、もみ消したためである。性的欲求と母性的愛情を求める気持ちは渾然と混じり合い、Tを出口のない猟色へと駆り立てた。それが、二十代前半まで続くことになる。

　はじめはTに惹き寄せられ、Tを愛した女性たちも、自分たちの愛が成就することのない袋小路だと悟ると、例外なく姿をくらますようにして身を引いた。彼女たちを何よりも傷つけたのは、Tとの性の営みが、そこで行き止まっていたことだった。彼は相手の女性が妊娠しても、断じて産むことを許さなかった。経済的社会的問題以上に、心理的な問題が大きかった。Tにとって、自分の子どもができることは恐怖であり、絶対受け入れられないことであって、どんな犠牲を払ってでも阻止しなければならないことだった。相手の女性には、Tの仕打ちが理解できなかった。目的のない快楽は、耐えがたい泥沼へと変わる。何度も中絶を強要され、ボロボロに傷ついた女性たちは、人生を回復するために、Tから離れるしかなかった。

そんなとき、一人の女性に出会う。彼女こそ、自殺企図したTを、危ういところで救った女性だった。彼女は、彼のすべてを受け入れる。Tのために働いて生活を支え、飲み代や遊びにかかる費用を賄うことは無論、彼のために、子どもを産むことさえも諦めた。すべてを彼に捧げて、尽くしたのである。しかし、彼女さえも信じられないTは、無理難題を言い、不機嫌になると暴力をふるい、見境なくほかの女に手をつけた。それでも、彼女の気持ちが少しも変わらないのを知ると、Tはある日、藪から棒に婚姻届の用紙を彼女に突きつけ、面食らっている彼女に記入させると、二人乗りの自転車で役所に出かけ、提出したのである。

Tは彼女の田舎の実家で暮らすことになり、そこで温かい家族の味というものを知る。彼女の父親は実直な職人で、母親は母性的な愛情にあふれる人だった。弟は、オカマさんだったが、彼（彼女？）は、また気の優しい人で、Tは慰められることが多かった。そこでの何年かの間に、Tは安定し、自殺への誘惑も薄らいでいった。

そんな平穏な歳月が過ぎた頃、Tはもう一度東京に出て、自分なりに人生を切り開きたいと思うようになる。Tは妻を残して単身上京し、母親の近くにアパートを借りて、生活を始めた。当初は、母親を頼るつもりはなかったのだが、久しぶりに再会した母親は、近くで住めばいいと優しいことを言ってくれたので、Tもその気になったのである。

私がTに出会ったのは、その頃であった。

Tは、私がそれまでの人生で出会った誰よりも、際だって魅力的で、愉快な人だった。私はTに魅了され、たちまち親密な付き合いが始まった。だが、Tを知るようになるにつれ、Tには、明るい陽気な顔とは別の顔があることを知らされる。ふとした瞬間に、こちらには理解できない理由で不機嫌になり、ふさぎ込むのである。私は、Tの気分が、母親との関係に左右されるらしいことに気づくようになった。ひどく機嫌が悪く、沈んでいるなと思うと、たいてい、母親がやってきた後だということが多かった。いつもは陽気な彼が、母親のことになると口調が重くなって、あまりいい言い方をしなかった。

もう一つ面食らったのは、その母親が、私と二人だけになると、Tの悪口ばかりを言うことだった。

なぜ、あんな人間と付き合うのだと、息子の欠点ばかりを並べた。私は最初、謙遜でそう言っているのかと思っていた。しかし、何度も聞かされるうちに、どうも違うということに気づかされた。自分の息子を本気で貶《けな》す母親に戸惑いながら、なんとかTのよいところをわかってもらおうと、あれこれと試みた。というのも、Tは、口では母親に対して冷ややかだが、本当は母親を求め、母親に誰よりも認めてもらいたいと願っているように感じていたからだ。

だが、間を取り持つことなど、土台不可能だということを証明するかのように、間に入れば入るほど、Tと母親の関係だけでなく、Tと私の関係までおかしくなりだしたのだ。母親は、Tの前で、しきりと私のことを褒め上げ、私ばかりを評価するようになり、それを聞かされるTは、次第に苛立ちを強めたのである。

私がいなくなった後で、二人の間では何度か大げんかが起きたらしく、とうとうTと母親は決裂してしまった。二人が決裂していなければ、私とTの関係が決裂していたかもしれない。

結局、Tと母親は、遠く離れた別々の土地で暮らすことで、気持ちの安定を得た。二、三年に一度顔を合わせるくらいなら、Tもそれほど厭な思いをせずに、母親に合わせることができた。母親も、毒を出さずに、笑顔で別れることができた。この親子にとって、親子であるということは、余りにも窮屈で、重い桎梏《しっこく》となってしまっていた。短すぎる鎖でつながれることは、互いにとって不幸だったのだ。

ある日、Tのもとを訪ねると、いつになく元気のない彼がいた。原因は母親ではなかった。物心つく前に別れた父親が、病気で亡くなったことを知らせる手紙が、再婚相手の女性から来たのだという。四歳のときに別れ、その後一度だけ顔を見たことがあった。小学校に上がるか上がらないかというとき、Tは人づてに聞いた住所を頼りに、自転車をこいで、父親が愛人と暮らす家を訪ねたことがあったのだ。そのとき、父親は、仏頂面で息子を見つめ、「ここには、来るな」と言ったという。愛人の女が、優しく声を掛けてくれたが、それを振り切るようにTはそのアパートから走り去った。

母親が仕事を引退し、郷里に帰ると、彼の生活は再び落ち着いていった。しかし、働くこともなく、妻の収入に頼って、ひきこもり同然の生活をしていたTが、職を得て働き始めたのは、さらに何年かしてからのことである。Tも、もう三十半ば近くなっていた。Tは小さな塾を始めて、それが徐々に軌道に乗った。再び妻と暮らし始めても、自分の子どもをもつことは、断固として拒否していたTだったが、子どもと触れ合うことは好きだったのだ。

Tの魅力が、ハイティーンの年齢層に、もっと受け入れられるだろうと思った私は、ことあるごとに、Tに予備校に勤めることを勧めていた。気乗り薄だったTだったが、四十歳の声を聞く頃、テナントの関係で塾を閉めざるを得なくなったとき、やむなく、某大手予備校の求人に応募した。Tにとって意外だったことに、面接の場で、あなたこそわれわれが求めていた人材だと言われ、即座に採用になったのである。半信半疑で教壇に立ち始めてみると、一年で、Tの人気は沸騰し、二年目には、年収二千万を稼ぐ身になっていた。

生活が安定しただけではない。Tの家には、いつも予備校の教え子や元教え子たちが集まるようになり、食事をしたり泊まっていき、まるで大きなファミリーのようになった。Tは、集まってくる教え子にとって、父親のような存在だった。自分にそんな父親がいてくれたらと願った父親を、T自身が演じているような気がした。

それから、もう二十年の歳月が流れた。Tはまだ現役で教壇に立ち続けている。

Tの生きてきた軌跡を思うとき、幼い頃に抱えた心の荷物やすき間を、すっかり解消するのには、どれほど重い苦しみと長い時間を要するのかということを、改めて考えさせられる。まさに生きるか死ぬかの試練をくぐり抜けなければ乗り越えられなかったのだ。自分だけでなく、パートナーも我が子を腕に抱くことを諦めるという犠牲を払わなければ、その傷の重みを代償しきれなかった。

だが、同時に、Tの人生は、人間はなんとか生きようとして、さまざまな可能性を試し、探り、やがて、自分を回復するきっかけをつかみ、生きる道を見出すことができるのだということを、身をもって示したのである。抱えてきた重荷や空虚を、別の仕方で補い、埋め合わせることができるということを教えてくれる。自分自身の子どもを持たないTは、もっと大勢の子どもたちの教え親となることで、親に対する拭いがたい拒否と理想的な親を求める思いを、同時に解消したのかもしれない。

Tにとって、命を絶とうとしたことも、起死回生のきっかけを得るための、捨て身の賭けだったのかもしれない。彼は幸運にも生き残った。後に妻となる女性に発見されて。彼は、その奇跡を梃子《てこ》に、生きるべく運命づけられているのだと自分に言いきかせようとした。しかし、いつもそんな幸運が待っているわけではない。あのとき、彼は短い人生を終えていたかもしれないのだ。

それにしても、彼はなぜ何度も死のうとしなければならなかったのか。

それを思うとき、私の脳裏によぎるのは、あの冷たい母親の顔だ。息子のことを語るときの、冷ややかな口調と咎めるような目つきだ。彼の中に、母親に認めてもらえない息子の悲しみを感じるのである。

ペシミズムの哲学者

Tと同じように、親との折り合いに苦しんだ哲学者に、「ペシミズムの哲学者」として知られるアルツール・ショーペンハウアーがいる。ショーペンハウアー自身、生きることに強い違和感や空しさを抱え、苦悩しながら生きた極めて現代的な人物だった。彼はまさに生きるために哲学を必要とした。

ショーペンハウアーは、神経質で、罪悪感や不安を覚えやすく、うつに陥りやすい気質や性格の持ち主だった。そこには、父親譲りの遺伝的素質もあったが、彼が育った境遇が、それに劣らず影響していた。それは、彼の哲学の悲観的な世界観にも色濃く刻印されることになる。

彼は、母親と折り合いが悪く、母親のことを語るときは、思わず苦々しさが顔を覆ったという。母親もまた、この気むずかしい息子を重荷と感じていた。離れて暮らしているときは、親らしい情愛を見せることもあったが、一緒に暮らし始めると、大げんかが始まり、すっかり仲違いをして、どちらかが出て行くまで諍《いさか》いは続くのだった。ショーペンハウアーの我の強さや不安定さ、基本的信頼感の乏しさは、母親との殺伐とした関係に深く結びついていた。

しかし、なぜ、彼がそれほどに母親を嫌うようになったのか。まずは、その経緯を見ていきたい。そこからは、彼のペシミズムの根源が見えてくるだろう。

すれ違いの夫婦

ショーペンハウアーの両親は、バルト海に面し、北海貿易で栄えたダンチヒ（現ポーランド領グダニスク）の市民階級の出身で、豪商だったショーペンハウアー家は、ダンチヒの名門に数えられていた。父親のハインリッヒ・フローリス・ショーペンハウアーは、極めて誇り高く、独立心に富む人物で、当時ダンチヒを手中に収めようとしていたプロイセンのフリードリッヒ大王に対しても、一歩も譲らない姿勢を鮮明にしていた。一方、母親となるヨハナ・トゥロジーナーは、ハインリッヒよりも二十歳も年下の、十八歳の世間知らずな娘であった。

なぜ、ヨハナは自分より倍以上も年上の男性の求婚を受け入れたのか。実は、その後ヨハナは、小説家として有名になるのだが、その間の事情を自ら書き残している。それによると、ヨハナは命がけの恋に破れた直後で、半ば自暴自棄になっていたのだ。トゥロジーナー家は、ショーペンハウアー家に比べると財産でも家柄でも格下で、ヨハナは傷心を忘れるために、玉の輿に乗ることにしたのである。

だが、夫婦になってみると、二十歳も年上で、高い矜恃をもち、世知にも長《た》けた夫は、当然ワンマンだった。ヨハナも自己主張の強い女性ではあったが、結婚生活は当初夫が主導権を揮《ふる》うこととなった。ヨハナは夫の身勝手なやり方に不満を覚えながらも、従わざるを得なかった。ことに、ヨハナを面食らわせたのは、最初の子の出産に際してである。生まれてくるこの子こそが、後の哲学者アルツール・ショーペンハウアーなのであるが、彼は、もしかしたらロンドン生まれのイギリス人となっていたかもしれなかった。

というのも、身ごもったことを知ったとき、ヨハナはロンドンに来ていたのだ。ヨハナは当然のことながら、ダンチヒの実家で初子を出産することを望んだ。だが、夫は妻がロンドンで出産することを強く要望した。それには事情があった。ハインリッヒは、プロイセンから睨《にら》まれていたこともあり、ひそかにロンドンへの移住を考えていたのだ。我が子がイギリス国籍を持つことは好都合であった。妻が異境の地で身ごもることも、ある意味、計算尽くだった。ヨハナは不安ではあったが、夫の希望を受け入れた。社交の才に恵まれていたヨハナは、ロンドンの生活にとけ込み、親しい友人に囲まれるようになった。

ところが、いよいよ臨月が近づいてきたときになって、今度はハインリッヒの方が不安に駆られた。妻が社交界でちやほやされることに、嫉妬と疎外感を抱くようになったとも、故国を捨てることへの恐れと罪悪感にとらわれたとも言われている。いずれにしろ、ハインリッヒは、身重の妻を馬車に乗せ、海峡を船で渡ると、はるかダンチヒまでとって返したのだ。当時の交通事情を考えれば、これは極めて無謀な行為であった。夫は妻やお腹の中の子を守ることよりも、自分の不安を鎮めることを優先したのである。

これは一つの象徴的な出来事だと言えるだろう。夫に対する尊敬は、次第に不満と不信へと変わっていった。夫婦の間には、アルツールが誕生する以前から、埋めがたい溝が生まれ始めていたのである。

人形遊びに飽きた母親

こうした成り行きは、ヨハナが結婚に応じた動機からして、すでに方向づけられていたことかもしれない。破れた恋愛の痛手を癒すために、別の相手と結婚するということは、現代でもありがちなことだ。ただ、そうした不純な動機から始まっても、やがて本物の愛情が育まれ、幸福な結婚生活を送るということもある。ただ、ヨハナの場合はそうはならなかった。

ヨハナは後年、自分の結婚を振り返って、それが失敗だったとはっきり述べている。

ヨハナの場合、そのことを明確に自覚し、自分の人生を取り戻そうとしただけ、ある意味、救われたと言えるかもしれない。しかし、そのことも、息子アルツールにとっては、許せない裏切りと映ったのだが。

まだこの時点では、アルツールは生まれたばかりの赤子だった。何よりも必要なのは、無条件の愛情だった。しかし、夫のことを心から愛しているどころか、愛する振りをすることさえしなくなり始めていたヨハナは、夫との間にできた子に対しても、どこか冷ややかな愛情しか注ぐことができなかった。といっても、まるで無関心だったわけではない。母親としての通り一遍の関心は示すのだが、自分を犠牲にしてまで、我が子のために尽くすことは、人生を邪魔されているようで、ヨハナには耐えがたく感じられるのである。彼女はこう回想している。

「すべての若い母親と同様に、私も私の新しい人形と遊んだ」(『ショーペンハウアー』リュディガー・ザフランスキー著、山本尤訳)と。だが、たちまち、人形遊びも、ヨハナには、退屈でうざったく感じられるようになる。子どもに縛られていることが息苦しく、窒息しそうに感じられるのだ。ヨハナは我が子の顔を見ていても、そこに真の喜びを見出すことはなかった。ヨハナはいつもどこか上の空で、目の前にはない、ほかのものを見ていたのである。

父の自殺と母の第二の人生

ダンチヒがプロイセンに屈する間際に、父ハインリッヒはハンブルクに移る。ハインリッヒは動物的とも言える危険察知のセンサーを備えていて、危機が迫ると間一髪で逃げ出すという芸当を行うところがあった。折しも、ハンブルクは好景気のまっただ中にあり、ハンブルクでそつなく地歩を築くと、一層商売も繁盛した。その後ダンチヒが悲惨な運命を辿ったことを考えると、巧みな変わり身であった。

当時、ハンブルクは、ダンチヒ以上に自由な空気をもつ貿易都市だった。ショーペンハウアー家は、ハンブルクの富裕層の住む界隈に豪壮な邸宅を構え、そこでは華やかな夜会が催され、ハンブルクの上流社会でも知られた存在となる。母ヨハナは、子育てよりも、パーティや社交に熱心だった。

一方、息子は裕福に暮らしながらも、その心は孤独だった。彼の相手をするのは、養育係の女性や女中であった。彼はこう記している。「ある晩、散歩から帰ってきた両親は、まだわずか六歳の私が、すっかり絶望状態にあることに気付いた。私は突然、両親から永遠に見捨てられたのだと思い込んでいたからであった」(「最後の草稿、グラシアンの神託」、前掲書)

十歳になるとアルツール少年は、教育のためフランスのル・アーヴルに送られる。父の商売上の知人の家庭に委ねられることになったのだ。だが、そこで初めて、アルツールは、家庭らしい家庭を経験する。彼は後々まで、ここで過ごした二年間を懐かしむことになる。

十二歳でハンブルクに戻ると、彼は父の仕事を継ぐべく、実業に重きをおいた学校に通う。だが、彼の興味は次第に文学や芸術や哲学に向かっていく。彼は学問の道に進むべきか、ビジネスの道に進むべきかで悩むようになる。父親は当然息子に、自分の事業を引き継いでほしいと願っていた。父親がかつての意気盛んな頃の父親であったならば、息子の希望は一顧だにされなかっただろう。しかし、アルツールにとって幸いなことに、父親も年をとり、その性格も丸みを帯びてきていた。さらには、当時の時代状況が、父親の考えを柔軟なものにした。というのも、自由貿易都市として繁栄を謳歌したハンブルクも、世界情勢が不安定となる中で、先行きに暗雲がたれ込め始めていたのである。時代の流れに敏なハインリッヒは、商売を継がせる道が、必ずしもよい結果につながるわけではないことを感じ取り始めていたようだ。彼は事業からの撤退も視野に入れ始めていたのである。

事業から撤退するのであれば、アルツールは必ずしもビジネスの世界に進む必要はなかった。このとき、父親は、息子の気持ちを試すように、こう切り出したという。

実業の道に進むか、学問の道に進むかは、自分で決めなさい。選ぶのはお前の自由だが、それに対する責任も自分で負わなければならない。学問の道に進めば、これまでのような贅沢な暮らしは諦めねばならない。したがって、今度計画している旅行にも連れて行くわけにはいかない、と。父親は事業をたたんで、諸国漫遊の旅行に出ることにしていたのである。

アルツールは悩んだ末に、旅行についていくこと、つまり学問ではなく実業の世界に進むことを選択した。旅行の魅力が捨てがたく、父親の誘導に乗ってしまったのか、それとも、父親が学問よりも実業の世界に進むことを、ひそかに期待していることを感じ取った結果だったのか。

一年数ヶ月にも及ぶ長い旅行が終わる頃、アルツールは憂鬱な気分に浸されていたが、約束通り、ハンブルクの別の商会で働き始めるほかなかった。学問への未練は残り、周囲の目を盗んでは、商売とは関係のない本を読んだり、講演を聴きに行ったりしていた。アルツールは世慣れてくるどころか、厭人癖が強まり、以前にも増して陰気な人間になっていった。しかし、父との約束を反故にすることは、思いも及ばないことだった。ところが、それから一年も経たないうちに、彼の人生をがらっと変えてしまう出来事が起きる。

長すぎる旅行から帰って以降、体調も優れず、車椅子の生活に陥っていた父親は、次第にふさぎ込んで誰とも会いたがらなくなり、心配性や物忘れが目立つようになっていた。正確な原因は知るよしもないが、うつ状態を伴う認知症に罹っていたのかもしれない。そんな耄碌《もうろく》した夫を、妻のヨハナは一層鬱陶しがるようになっていた。そのさまを冷ややかな目で観察していた息子は、後にこう回想する。

「私の父は、長の患いで車椅子に惨めに縛り付けられていて、年老いた召使がいわゆる義務的な愛情を彼に注いでくれていなかったなら、まったくの独りぼっちで孤独だった。母の方は、父が孤独に苛まれている間にも、パーティーを開き、父が苦しみに喘いでいる間も、毎日を楽しんでいた。これが女性の愛というものである」(「対話」、前掲書)と。

そして、四月のある朝、父親は倉庫の裏の堀割で、変死体となって発見される。その死の秘密は長年伏せられ、事故死として扱われたが、母親との関係がすっかり破綻したとき、息子は母親にはっきりと手紙で書き送る。父が自殺したのは、あなたのせいだと。

解放された二人

だが、皮肉にも、父親の死が、ショーペンハウアーを義務感という縛りから解放することになる。まずお手本を示したのは、母親のヨハナだった。夫の死から半年も経たずに、夫が残した豪邸や商館を売り払い、事業の精算に着手したのだ。仮の住まいを郊外に構え、すっかり夫の遺産を整理すると、第二の人生を始めるべく、ヨハナは見習い中の息子を残して、ワイマールに引っ越してしまう。当時のワイマールには、かのゲーテら文学者、芸術家が暮らし、ドイツ文化の粋が花開いていた。

父の商館もなくなってしまえば、父の仕事を継ぐべく徒弟修業を行うことも無意味になる。それでも義務感の強いアルツールは、母親のように身軽に転身することができなかった。父が亡くなったからといって、父との約束や父の願いを、そう簡単に反故にすることは、彼の流儀ではなかった。父が亡くなったがゆえに、それは一層重い義務となって彼を縛ったのである。

アルツールは動けないままに、気に染まない仕事を続けていた。そんな不器用な彼には、父をないがしろにした母のやり方が腹立たしく、父に対する裏切りに思えるのだ。内心に不満と葛藤を抱えながらも、アルツールは、それから二年余り、徒弟生活をハンブルクで送ることになる。この時期は、まだそうした憤懣が表に出ることはなく、むしろ母親の機嫌を取るように手紙を書き、母親から頼まれた品物をこまごまと調達して、ワイマールに送っている。大都会のハンブルクに比べると、ワイマールは、今も昔も小さな田舎町だったからである。

誰にも、心のうちの思いを吐き出すこともできず、アルツールは鬱々と毎日を過ごす。愛する人にでも出会っていれば、彼の人生は、また違った展開を見せたかもしれないが、愛欲に我が身を委ねるには、プライドが高すぎ、神経質すぎた。

そうした中で、アルツールはさまざまな哲学に救いを求めようと模索を始める。しかし、この時期、彼が出会ったどの哲学も、彼を救い出すことはできなかった。結局、この中途半端な状況からアルツールを救い出したのは、先に脱皮を遂げた母親からの一通の手紙であった。そこには、母親が自分自身で見出した生きるための哲学が綴られていた。

母親が長い手紙の中で息子に訴えたことは、一言で言えば、自分の人生の選択に自分自身以外、誰もその責任を替わってやることはできない、自分の本当の気持ちをはっきりとさせ、それに従う勇気をもつしかないのだということであった。「自分の心に逆らう人生を生きることが何を意味するか、私はよく知っています」(「往復書簡」、前掲書)

母親は自分が味わったのと同じ苦しみを、息子に味わわせたくないと言うのである。実体験に基づいた母親の言葉は、息子の心を動かす。母親に対して複雑な感情を抱いていた息子も、このときばかりは、母親の手紙に涙した。息子の苦衷を救ったのが、父親との愛情のない生活から母親が学び取った教訓であったというのは、皮肉な成り行きではあるが、それを率直に伝えたことは、結果的にアルツールをこだわりから解き放つ効果をもった。父に対する義務感と罪悪感から身動きがとれなくなっていたアルツールは、自らの気持ちに従って行動する決心をする。アルツールは商館での徒弟を打ち切り、学問の世界にもどることになった。この母と息子も、ある程度距離を保っているときは、よい関係を維持できるようであり、ヨハナは優れた助言者として息子を導いている。

こうして母子とも、過去の軛《くびき》から解放されたわけだが、この人生の方向転換は、母親にとっても息子にとっても非常な幸運をもたらす。一つには、母も子も天職に巡り合うことになり、母は作家として有名になり、子も哲学者として後世に名を残す仕事をする。それだけではない。父親の事業を守ろうとしていれば、彼らは破産の憂き目を見ていたかもしれないのだ。というのも、間もなくハンブルクはナポレオンによって征服され、大陸封鎖令により、貿易は壊滅的な打撃を受けることになるからだ。しかも戦場となったため市街は焼け落ち、疫病が蔓延する死の都市となってしまう。間一髪、彼らは財産を無傷で引き上げ、新天地に移ることができたのである。

母親の成功といじけた息子

ワイマールに移ってからヨハナは、まるで水を得た魚のように、当地の文化人たちと交わり、成功を手に入れていく。彼女は文豪であり政治家でもあったゲーテのお気に入りとなり、ゲーテはヨハナの館にしばしば足を運んだ。そのゲーテを目当てに、ほかの文化人たちも群がった。ヨハナの館は、ワイマールでももっとも人気の高いサロンとなる。ヨハナはそうした生活を目一杯楽しんだ。しかも、作家としての才能を開花させていく。やがて、ヨハナ・ショーペンハウアーは、ドイツでもっとも有名な女流作家となる。

一方、アルツールは、ゴータのギムナジウムに入って勉強を再開したが、母のようにはうまくはいかなかった。同級生より年上で、成績も素晴らしくよく、周囲から一目置かれる存在であったが、うぬぼれの高さが裏目に出る。教師をからかう詩を朗読したことが大問題に発展し、学校を辞めざるを得なくなってしまう。その結果、息子は母のもとに転がり込んでくることとなった。

母親の輝いている姿を間近で見るようになると、アルツールの心には、妬ましさの混じった、皮肉な感情が再び広がり始め、不機嫌になり、ふさぎ込むことが多くなる。

アルツールの本音を言えば、自分だけに愛情と関心を注いでくれる母親であってほしかったのだろう。母親が人気者になればなるほど、彼は深い疎外感、見捨てられ感を抱いた。母親は不機嫌な息子を次第にもてあますようになる。ついには、仲違いをし、その度合いも、次第に険悪なものへエスカレートしていく。

再び母親から離れたアルツールは、ゲッティンゲン大学で二年間を過ごす。母親から距離をとることで、アルツールの精神は安定を取り戻す。当初医学部に所属したが、彼の関心は、益々哲学へと向かう。そして、自分の進むべき道が、次第に固まっていった。この頃、彼は語っている。「生きるのは嫌なことです。ですが、私は決心したのです、この生を熟考することで、この嫌な生を生きて行こうと」(「対話」、前掲書)

ゲッティンゲンから、設立されたばかりのベルリン大学に移ると、本格的に哲学で学位を取る準備を進める。ところが、戦争が始まったため、ワイマールにしばらく戻ることになる。それは、母親との諍いを再燃させることとなった。

関係をさらにこじれさせたのは、母親が十二歳も年下の若い役人ゲルステンベルクと懇《ねんご》ろに付き合い始めたことだった。アルツールには、自分と母親のちょうど中間の年齢の男が、母親の傍らで暮らしていることが許せなかった。亡くなった父親に対する裏切りに思えたのだ。すったもんだの末、母と息子は口も聞かなくなり、母は息子に立ち去るように要求する。

「あなたに対しては私はもう義務を果たし終えました。出て行ってください。……私はもうあなたとはかかわり合いません。……（中略）私に手紙は書かないでください。あなたが手紙をくれても私は読みませんし、返事も出しません。……すべては終わったのです。……あなたは私をあまりにも苦しめすぎたのです。あなただけで幸せに生きていってください」（前掲書）

ついにアルツールは母の家を出て行った。その後、二人が顔を合わせることは二度となかった。たまに送り届けられる手紙も、相手を非難し、傷つけるためのものとなった。

同じ頃、彼は日記にこう記す。

「われわれは闇の中で生きようとする激しい衝動に従っていて、次第に深く悪徳と罪過に、死と無に向かって進んでいる――ついには生の怒りが自己自身に反転し、われわれも、われわれの選んだ道がどれであるのか、われわれの望んだ世界がどういうものなのか気付くことになる。われわれは苦しみと驚愕と恐怖によってわれわれ自身に至り着き、われわれ自身の中に入り込む。痛みによってよりよき認識が生み出される」（「初期の草稿」、前掲書）

どす黒いまでのペシミズムが、彼の心を浸し始めているのが感じられる。渦を巻くネガティブな情動から、かろうじて彼を守っているのは、痛みさえ、おのが意識を冴えさせるために利用するような、冷たい眼差しである。それによって得られる認識も、突き放した冷ややかなものだろう。だが、それによって、彼は裏切られたり、傷つけられたりすることを免れるのである。

彼はまた、こう記す。

「真に幸福なのは、生の中にいて、生を望まない者、つまり生の財産を求めて努力しない者だけである。というのも、そうしてこそ重荷を軽くすることができるからである。支柱の上に置いてある荷物とその下に屈み込んでいる人間を想像してもみよ。彼が立ち上がると、荷物はまるまる彼の肩に載る。そこから身を引いて、身体を縮めると、重荷はかからず、楽になる」(「初期の草稿」、前掲書)

ここには、ショーペンハウアー哲学の萌芽をはっきり見て取ることができるが、その根源には、母の愛を失った者の深い絶望と、その中でどうやって生き抜くかという闘いがあった。

『意志と表象としての世界』とその後

母親との決別の翌年、ショーペンハウアーは、主著となる『意志と表象としての世界』の執筆に取りかかる。完成したのは、三年後のことであった。

彼の哲学は、カントの認識論から出発し、それを突き抜けていく。カントによれば、われわれが世界を認識するとき、われわれの認識能力の形式、たとえば時間や空間、因果律に則って再構成している。つまり、われわれが世界だと思っているものは、われわれが生み出している表象なのである。そして、世界そのものは、われわれが直に知ることはできない。それを、カントは「物自体」と呼んだ。

ショーペンハウアーの哲学は、「物自体」とは何かという問いに対する、一つの直観から生まれた。ショーペンハウアーは、それが生きんとする盲目的な意志だと考えたのである。ショーペンハウアーが「意志」と呼ぶものは、理屈の通じない闇雲のエネルギーのようなものであり、言葉やイメージで捉えようとしても、すぐすり抜けてしまう、得体の知れないものである。われわれが認識できるのは、表象としての世界であるが、しかし、意志としての世界も確かに存在し、それを感じ、それに突き動かされている。なぜなら、意志は、われわれの外にあるというよりも、われわれの内側にあるからだ。

ショーペンハウアーの哲学は、極めて仏教的である。仏教が、この世界に荒れ狂う煩悩と業《ごう》の支配を見るように、ショーペンハウアーも無目的で、盲目的な衝動である意志の猛威を見るのである。そこから自由になることは、仏教において解脱《げだつ》することが希有なように、たやすいことではない。われわれはその荒波にただ身を任せるしかない。せいぜいできることは、欲望に翻弄されないように禁欲に努めるか、人生を高みから見るように達観することである。

現実生活から一歩退くことで、欲望や感情のうねりに巻き込まれることを避けようとする生き方が、そこからは導き出されることになる。現実と濃密に関わることを避けることで、傷つくことを避けようとする生き方である。他人と親密になりすぎたり、頑張って困難に挑戦したり、自分をさらけ出したりすることを、最初から控えることで、失敗や拒絶の危険を防ごうとする。そして、ただ第三者のような目で、人生や世界を傍観することで、安全を確保するのである。そうすることで、どんな苦難も、対岸の火事か観覧席から眺めるお祭りになる。

そうした哲学を生み出さねばならない事情が、彼にはあったのだ。そう思索することで、ショーペンハウアーは、自分を突き動かす意志の猛威から、少しでも自由になろうとした。それは、彼にとっての生きるための哲学であり、生きるための営みであった。

だが、その哲学が完成した瞬間から、彼の哲学は、彼の人生における役割を終えたようにも見える。彼が生み落とした哲学は、彼の一面ではあっても、彼自身ではなかった。その後、ショーペンハウアーは自分の哲学を忠実に実践したわけでも、哲学の完成により救われたわけでもない。むしろ、彼の言う意志の支配に翻弄され続けた。

ショーペンハウアーは禁欲するどころか、大変な大食漢であり、性の欲求においても、あまり紳士的ではない処理の仕方に頼らねばならなかった。尻軽の女優や幼すぎる娘に片思いして、振り回されたり肘鉄を食らわされたりするかと思えば、お針子の女性に暴力をふるったかどで告訴され、何年も裁判沙汰に苦しめられている。母親に対しても益々意固地になり、憎しみと攻撃を強めていった。母親が経済的な危機に陥ったときも、むしろ復讐の機会に利用した。

そうしたゴタゴタや不愉快な出来事を、意志の猛威と達観して、高みの見物をするように眺めるというわけにはいかなかった。しかし、意志の支配に翻弄されるということが、ある意味、生きるということにほかならないとすれば、彼は生きる意志に自らを一体化させ、人生の苦楽を味わったと言えるかもしれない。

それにしても、結果的に見れば、ショーペンハウアーがもっとも創造的だった時期は、母親との関係が怪しくなり、諍いが激しかった時期に一致する。父親の縛りから解き放たれる以上に、母親に対する愛情希求とそれが満たされないことに対する激しいフラストレーションが、彼に創造的エネルギーを供給したようにも思えるのだ。母親と張り合うことで、彼は一人で生きていくしかなかった。母親とは反対に、まったく成功から見放されていても、敗北を認めるわけにはいかなかったのだ。彼は自分なりの自己確立、自己肯定をするしかなかった。その意味で、母親と決裂し、反目し続けたことも、彼にとって生きるための原動力となったようにも思える。

ともあれ、彼は幾多の危機を乗り越え、老年まで生き延びることができた。極めて楽観的に生きていると見えた人間が、自殺することもあるし、自信に満ちあふれ、いつもポジティブで、どんな困難ものともしないように思われていた人物が、ポキッと折れることもあることを考えると、彼の一見ペシミスティックな哲学は、逆説的な仕方で、彼の人生を守ったのではないかと思われる。人生に何も期待しないことで、傷つくことを避けようとする彼の戦略は、ある程度成功したと言えるだろう。愛されることを最初から諦めていれば、裏切られて落胆することもないのだ。

ショーペンハウアーの哲学は、彼が人生を生き延びるための、やむにやまれぬ営みの中から紡ぎ出されたものであるが、外見の悲観的装いの下には、生き延びるための、したたかな知恵があったとも言える。

若い頃はまったく無視されていた彼の哲学も、時間とともに評価を受けるようになる。高まる声望に、ショーペンハウアー自身、照れくさそうな戸惑いを示している。ペシミズムの哲学者としては、幸福や成功は、いささか面《おも》はゆかったのであろう。彼の哲学は時代を超えて、ニーチェやウィトゲンシュタインといった後世の思想家にも、大きな影響を与えることとなる。

第二章　自己否定や罪悪感に悩む人に

「お父さんお母さんがぼくの心のなかを、たった一つの光が地獄の火のように燃えているこの黒い洞穴を、のぞきこむことができたなら、おまえなんか死んだ方がいいといって、喜んで死なせてくれることでしょう。（中略）この精神病院全体、＊＊＊も、未来も現在も過去も、そっくり火のなかに投げ込んで、自分もあとを追うことができたら……。

ぼくは＊＊＊で、最初に笑うことを学び、それから泣くことを学びました。＊＊＊でも学んだことがあります。それは呪うことです」

これは、十四歳で精神的に不安定になり、治療施設に入れられた少年が、十五歳のときに書いた手紙の一部である。同じ少年は、その数ヶ月後にも、母親に宛てて次のように書き送った。

「あの暗い心の苦痛がそっくり、（中略）、＊＊＊で体験したすべての思い出が、襲いかかってきたのです。ぼくはすぐさま、手当たりしだいに数冊の本をつかむと、＊＊＊に行き、それを売ってピストルを買いました。今は部屋に戻り、ぼくの前には錆のついたそいつがあります」

少年の母親はうろたえ、すぐさま本人の暮らしていた下宿へ駆けつける。少年は、激しく興奮し、母親を罵倒した。

この不安定な少年は、私がかつて勤務した医療少年院の在院者だった、と言っても、おかしくはないだろう。だが、この不安定な少年こそ、後にノーベル文学賞を受賞することになる作家ヘルマン・ヘッセである（二つの引用とも、『評伝 ヘルマン・ヘッセ――危機の巡礼者』ラルフ・フリードマン著、藤川芳朗訳より。＊＊＊の部分は筆者が伏せ字とした）。

この後も、ヘッセは何度も不安定になり、自殺をすると言って、親を慌てさせた。ヘッセの青年時代は、自殺の危機との危ういバランスの日々であった。中年期になっても、ヘッセは、まだその傷跡を引きずっていて、何度か強い自殺願望にとらわれた。ヘッセの人生は、彼自身が抱える生きづらさ、苦しさと戦い、すっかり克服できないまでも、なんとか生き延びた歴史でもあった。死への誘惑をすっかり卒業できたのは、彼が五十歳を迎えて以降のことである。

ヘッセはなぜ、そうした生きづらさと苦悩を抱えることになったのだろうか。そして、それをいかにして乗り切り、生き延びることができたのだろうか。彼の生きるための哲学とは、どういうものであったのか。

少年が背負わされたもの

『車輪の下』や『ガラス玉演戯』などの傑作で知られる作家のヘルマン・ヘッセは、一八七七年スイスとの国境に近い南ドイツのカルフに生まれた。

ヘッセの最初の記憶は、叔父の手に支えられて古いお城の廃墟の胸壁から、差し上げられたときのものだった。三歳の彼が見たものは、どこまでも広がっている奈落の恐怖だった。それ以来、ヘッセ少年は怖い夢を見ると、たびたびこの吸い込まれるような奈落の恐ろしさにとらわれることとなる。

生き残った四人の兄弟のうち二番目に生まれたヘッセは、育てにくい子どもだった。毎晩のように悲鳴を上げて泣き、癇癪を起こして怒り狂うかと思えば、自分の殻にこもって頑なに口を閉ざすのだった。今日であれば、発達障害が疑われたかもしれない。

父親ヨハンネスは神への奉仕と服従に生涯を捧げようと決意した宣教師であり、五歳年上の母親も伝道活動に従事する敬虔な一家に生まれていた。父親の父親は医者で、妻が亡くなるたびに、三度結婚した。ヨハンネスは最初の妻の子どもであった。思春期を迎えると、次第に反抗や憂鬱を繰り返すようになったため、親もとを離れ、ギムナジウムに入れられる。そこで、彼は神への信仰に目覚めるのである。

一方、母親のマリーも、さらに過酷で数奇な人生を歩んだ人だった。マリーの一家はインドへの伝道に情熱をもち、マリーもインドで生まれた。ところが、マリーが四歳になる直前、一家は一旦ヨーロッパに戻り、マリーをバーゼルの施設に預けて、再びインドに行ってしまう。嘆き悲しむマリーをお菓子で慰めようとしたが、幼心にマリーは強い怒りにとらわれていたという。後年、マリーは「全世界が私をだまそうとしている、両親自身が私を突き放した、そんな気がしていたのだ」と述べている。その後、十五歳まで家族と離れて過ごしたマリーは、厳格な規律の女学校に入れられ、反抗を次第にエスカレートさせていた。

その状況を伝え聞いた父親は、学校を中退させ、一人インドに来るようにと命じた。その船中、マリーはジョン・バーンズという青年と恋に落ちる。だが、父親は二人の関係を認めようとせず、バーンズからの便りも途絶えては、マリーも諦めるしかなかった。実は、父親が手紙をすべて握りつぶしていたのだ。マリーは、やがて父親の望む伝道師の青年チャールズと結婚する。チャールズとの間に子どももできるが、チャールズは病死してしまう。一歳と四歳の子どもとともに残された二十八歳のマリーの前に現れたのが、二十三歳のヨハンネスだったのである。

子どもは生まれる前に、すでに両親の遺伝子だけでなく、抱えてきた歴史を背負わされることになる。ヘッセもまた、二つの重い歴史を背負わされることになった。

家を追われた少年

幼い頃から物覚えがよく、読み書きも早くからできたヘッセ少年だったが、問題行動はひどくなるばかりだった。イチジクを盗んだり、物を壊したり、ウソを吐いたり、癇癪を起こしたり、この年齢の問題児がやりそうなことを次々とやらかした。そのたびに、厳格な父親から罰を受け、母親に許しを乞わされる。そのため、ヘッセはこんなに小さな子どもの頃から、自分が罪を犯すという恐怖にとらわれるようになる。両親は次々と起こすトラブルの方にばかり目を奪われて、月や雲を飽きることもなく観察したり、リードオルガンで即興に曲を作ったりするヘッセ少年の繊細な性向は、あまり評価されることもなかった。もう少し両親に自らの子ども時代を振り返る心の余裕があれば、自分たちが味わったのと同じ思いを、我が子に味わわせていることに気づいたに違いない。

だが、他人のことでは客観的な目をもつ立派な人物も、我がこととなると、目先のことしか見えなくなる。両親は、自分たちで育てることに限界を感じ、教団の幼稚園にヘッセを預ける。そこで、出会ったのがプフィステラー牧師であった。ヘッセは、人間的な温もりに満ちたこの人物に、両親とはまったく異なるものを見出し、長く慕うこととなる。

しかし、相変わらず家は安住の居場所ではなかった。手を焼いた両親は、ヘッセを教団学校の男子児童寮に放り込んでしまう。そこは、母親のマリーが、かつてインドにいる両親と別れて暮らした類の寄宿制の学校だった。ただ、決定的に違っているのは、両親が遠くにいるわけではなく、同じ町内に住んでいるということだった。この感受性の鋭い少年は、家を追い出されたと感じていた。ヘッセは日曜にだけ自宅に帰ることを許された。元気のないヘッセは、家にいることを許されている弟たちと束の間のときを遊んで過ごすと、また夕方には寮に帰るのだった。もっとも寛げるはずの日曜日が、彼にとっては、慌ただしく切ない一日だったに違いない。

素行がよくなって、しばらく家に帰れたこともあった。はじめのうちは、大人しくしているのだが、やがてまた癇癪や反抗が始まる。両親は、やっぱり治っていないと、ヘッセを寮に戻すのだ。ヘッセはそれほど、いけない子どもだったのだろうか。

こういう両親の態度は、現代において、問題行動を抱えた子どもの親に見られるものと、とても似ていることに気づかされる。その合い言葉は、「そんな子は、うちの子ではない」である。「知らない」「いらない」と、そっぽを向いてしまうこともある。だが、親の接し方にも、原因の何割かがあるとしたら、親自身がそのことに気づいて、接し方を変えない限りは、子どもの行動が改まることは期待しづらい。

祖父はそんな状況を冷静に見て、ヘッセの両親にこう述べている。「ふるまいにまったく問題のない子供に、これほど苦労しているおまえたちに『同情する』」と。祖父は、ヘッセ少年の問題が、自分の望み通りのことしか認めようとしない、両親の過酷すぎる性格と生き方によって生み出されたものであることを、いみじくも見抜いていたのである。

人は「安全基地」を必要とする

子どもが安定して育つためには、安全基地となる存在が必要である。「安全基地」という言葉を最初に使ったのは、メアリー・エインスワースという女性の心理学者で、母親との絆（愛着と呼ばれる）が安定しているとき、母親はその子にとっての安全基地として機能しているということを見出した。

安全基地となっている母親の特徴は、必ずしもいつもそばにいるわけではないが、つねにわが子のことに気配りしていて、何か困ったことが起きて子どもが求めると、すぐに応えるということだった。子どもは、困ったときには安全基地を頼るが、その必要がなくなれば、自由な探索に戻る。安全基地をもつ子は、不安を感じにくく、探求心があり、人との関係も活発で、安定しやすい。生き残ることに有利であるだけでなく、社会性や知的な発達も優れていた。

実は、子どもだけでなく、大人にとっても安全基地の存在は、安心の拠りどころとなり、ストレスや試練から守ってくれる。人の安全基地に対する欲求は非常に強いが、安全基地をもつことが生存にとって、それだけ重要だからである。

まだ十代の子どもだったときに、アウシュヴィッツ強制収容所に送られた体験を、作家エリ・ヴィーゼルは、その後、十数年の時を経て、『夜』という作品に結晶させた。

彼は、アウシュヴィッツに到着するや母親や妹、祖母らと離れ離れになり、幼い妹や年老いた祖母は、そのまま命を奪われ、母親も間もなく亡くなったとされる。

エリ少年が生き残ることができたのは、彼が父親と一緒にいられたからである。それは父親にも言えることだった。父親は息子を守るために、生き続ける必要があった。父親にとっては、生きて息子を守ることが使命であり責任であると言えたが、父親の生存を支えていたのは、それだけではなかった。父親もまた、我が子から安らぎと支えを得ていたのである。お互いにわずかの食べ物を譲り合うようにして、父も子も自分が飢えること以上に、相手が死んでしまうことを恐れていた。互いが視界の中にいなくなるだけで不安でたまらなくなるのだった。これは、愛着という現象によってしか説明のつかないことであり、愛着した対象を身近に感じていることが、安心感の源泉となっていたのである。

子どもにおいては、この傾向が顕著で、不安が強まると、親のそばを離れたがらなくなる。愛着した存在にくっついていようとする。このことは、大人にも当てはまる。体調が悪いときや、ストレスにさいなまれるとき、大人もまた、愛着行動を増やすことで、安心感を得ようとする。

ストレスが高まると、気心の知れた仲間と一緒に呑んだり、甘えられそうな人にメールや電話をするのも、不安を鎮めるための愛着行動である。病気になれば、いつもは甘えることのないパートナーからも、優しいいたわりを期待する。

エリ・ヴィーゼルの父親も、自らが病気に倒れ、死の床に伏したとき、息子にそばにいてくれるようにと願った。しかし、そこは強制収容所である。息子の名を呼び、息子を求めようとした瀕死の父親が得たものは、看守がふるった棍棒の一撃だった。看守の暴力に怯え、父親の求めに応えることができなかったことに、ヴィーゼルは生涯、罪の意識を引きずることになる。

安全基地の条件

安全基地が本来の安全基地として機能するためには、いくつか要件がある。その一つは、まず安全を脅かさないということである。虐待的な状況は、安全基地とは正反対のものである。しかし、一見、よい両親と思われている場合にも、安全基地として機能していない場合がある。それは、親の価値観や規範を押しつけ過ぎる場合に起きやすい。本人の自由な主体性が侵害されることによって、本人にとって侵襲的な環境になってしまうのである。

安全基地とは、ストレスや危険を感じたとき、その人が駆け込める避難場所である。頼りたいときに頼れることが重要である。

安全基地として頼りにしていた存在が、逆にその人を必要以上に引きとめようとしたり、求めてもいないアドバイスや指図をして、行動を束縛しようとし始めると、それがいくら善意によるものであっても、安全基地とは違う様相を呈し始める。ましてや、逆に寄りかかってきたり、代償を求めてきたり、支配しようとしたりするならば、そこはもはや安全基地ではなく、「危険基地」になってしまう。困ったときにも、気楽に頼るというわけにはいかず、助けを求めることをためらうか、ほかに頼る先を見つけようとするだろう。

居心地のいい関係と感じる場合には、こうした要件をクリアした安全基地として機能している。一切縛られず、何の見返りも求められず、強要もされることなく、安心して頼ることができる。その必要がなくなれば、自分の活動へと向かうことができる。こうした束縛のない関係の方が、信頼を伴った深い絆が育ち、その人をうまく支えられる。親子という関係に限らず、安全基地となってくれる存在に巡り会うことは、人生の宝物を手に入れることだと言えるだろう。

十四歳の危機

安全基地をもつことができなかった子は、安心感が欠如した情緒不安定な状態を呈したり、さまざまな問題行動を引き起こしたりする。その状態は「愛着障害」と呼ばれるが、ヘッセは、愛着障害を起こしていたと言える。ヘッセの両親は、社会的には立派な人たちであったが、ヘッセという一人の子どもにとって、よい安全基地ではなかったのだ。

家族と一緒に暮らせるようになり、十二歳になったというのに、ヘッセ少年は、一向に落ち着かなかった。それどころか、毎日のようにヘッセは、言いつけに背いて叱られ、罰を受け、泣きながら許しを乞うということを繰り返した。あるときは、イタズラで火をつけた。ヘッセは小さい頃から、マッチの火を魅入られたように見る癖があったという。またあるときは、突然怒りにとらわれて暴力をふるった。

しかし、ヘッセ少年の学校での成績は優秀で、その面では「神童」であった。このことがまた、両親の偏った期待を膨らませることになった。ヘッセは神学校に行って、聖職者となることがあらかじめ決められたのである。その後、ヘッセ少年が、輪をかけた「問題児」となっていく背景には、両親の一方的な期待と押しつけが、彼を追い詰めていった側面が強い。

十三歳になると、神学校を受験するための準備として、ゲッピンゲンのラテン語学校に入れられる。家を離れて下宿生活を始めると、ヘッセの問題行動はウソのように収まった。翌年、神学校を受験し合格。だが、それが新たな危機の始まりだった。神学校での生活は、順調なスタートを切ったかに見えた。ヘッセが両親や家族に当てた手紙には、明るいニュースしか書かれておらず、どこにもやがて起こる嵐の予兆を見出すことはできなかった。だが、三月初めの寒い雨降りの日、突如、ヘッセは姿をくらます。

翌日ずぶ濡れになって、うろついているところを警察に保護された。体は無事だったが、ヘッセはこれまでのヘッセではなくなっていた。学業を続けられる状態ではなく、母親のマリーはヘッセを迎えにいくと、その足で、知り合いのブルームハルトという牧師のところに連れていった。

そこに預かってもらったヘッセは、みるみる元気を回復したかに見えたが、それはぬか喜びだった。実は、ヘッセ少年は、当地で知り合った七歳年上の女性に恋をしていたのだ。それで、周囲には元気になったかのように映っただけであった。

事態は急転直下の幕切れを迎えた。あっけなく恋に破れると、絶望したヘッセは、ピストル自殺を図ろうとしたのである。ブルームハルト牧師はすっかり憤慨し、駆けつけてきたマリーに、即刻精神病院に入院させるように言い渡した。

ところが、医者に診せると、精神病院に入院させる前に、ほかの選択肢も考えてみた方がいいとアドバイスをされた。代わりにヘッセが入ることになったのは、重い知的障害児のための施設だった。古い城を改築した牢獄のような施設に閉じ込められると知ったヘッセは、井戸に飛び込んで死んでやると自暴自棄になった。

だが、皮肉にも、この施設での一ヶ月が、彼をみるみる癒していったのである。ヘッセは庭仕事と障害のある子どもたちの世話を任され、自分が受け入れられたと感じる。無条件に受け入れられることこそ、ヘッセがずっと欲していたことだった。

危険基地となっていた両親

こうしてすっかり元気になって、自宅に帰ったヘッセだったが、親もとに戻ると、再びふさぎ込み始めた。ほかのギムナジウムに編入を求めたが、厄介な前歴のある者を受け入れてくれるところはなかった。ヘッセは落ち込み、将来を閉ざされた自分を、家族も厄介者扱いしていると感じていた。黙り込んでうち解けようとはしないヘッセを、父親は再び施設に戻した。だが、ヘッセの心は、最初にこの施設に連れてこられたとき以上に荒《すさ》んでいた。ヘッセが家族への手紙で、死を願い、未来も現在も過去もそっくり火の中に投げ入れたいと呪いの言葉を書いたのは、このときのことであった。ピストルを買うための七マルクを送れという言葉で手紙を締めくくる。

ヘッセは、宣教師の両親を一番痛めつける言葉を片っ端から投げつけた。それほどに傷ついていたのだ。

両親は、幼い頃ヘッセが懐《なつ》いていたプフィステラー牧師に息子を委ねる決断をする。ヘッセは、プフィステラー牧師のもとに一ヶ月滞在しただけで、すっかり落ち着きを取り戻し、勉強を続けたいと思うようにさえなった。ヘッセは再度、ギムナジウムへの編入を目指して試験準備をするためにカンシュタットに移る。だが、受験勉強を再開すると、ヘッセはまた不安定になり、本を売ってピストルを買い、自殺を仄《ほの》めかす手紙を書いて母親を慌てさせるかと思えば、悪友と付き合い始め、酒場に入り浸って、ろくに勉強もしないというありさまだった。

しかし、この時期がある意味、大きな転換点となった。ヘッセは親の期待からはみ出し、ドロップアウトすることで、自分を縛っていたものを打ち破ろうとしていたとも言えるからだ。

「もしも、ぼくが昨年のこと、失望、愛の苦しみのことで、悲しんでいるとか、自殺しようとしたことを後悔して苦しんでいるとかお考えなら、勘違いというものです。世界とか愛、芸術、人生、知識等々について、ぼくの理想が潰えたこと、それについては悲しんでなんかいません。だって、こうした夢や愛されたいという願望なんて、どれもこれも無用で馬鹿げているのですから」（前掲書）

こう綴ることによって、ヘッセがなそうとしていたことは、長年自分を支配してきた価値観を、一旦すべて無に戻してしまうことだったのではないか。今まで自分を縛ってきたものすべてを無意味だったと宣言し、それから自由になろうとしていたように思える。どんなに立派な価値観であれ、自分が選び取ったものではなく、親が選んだものである限り、自分の人生を生きるうえでは邪魔にさえなってしまう。お仕着せの衣を脱ぎ捨てねば、自分本来の生き方を纏うことはできないのだ。

けれども、長年の親の支配は強力である。それは、外側からだけではなく、内側からも力を及ぼし、呪縛してくる。何よりも、親に認められたい、愛されたい、悲しませたくないという本人自身の願いが、親の価値観を脱ぎ捨てることを困難にする。けれども、そこから脱皮しなければ、心は窒息してしまう。自分として生きるために、人は親を否定し、親から与えられた価値を否定し、それを身に纏った自分自身さえも一旦否定しなければならない。そのためには、命を天秤に掛けるくらいの必死さが必要となる。そうでなければ、親も納得しないだろうし、自分自身も見切りがつけられない。これまで長くとらわれていたものを諦め、区切りをつけ、出発し直すことができないのだ。

つまり、ヘッセが学校生活を続けられなくなり、自殺しようとしたことも、ドロップアウトして、すっかり投げやりで、放埒な生活を送るようになったことも、別の見方をすれば、生きていくための方途だったのである。自分として生きようとするがゆえに、人は過去の自分を葬り、死のうとさえするのである。

そのプロセスは、象徴的な死によって、短期間に劇的に成し遂げられることもあるが、抱えているものが重く、本人を強く縛っている場合、長い年月をかけて、何度も何度も危機をかいくぐる中で、ようやく達成されることもある。

親の期待に叶うよい子の自分を葬ることは、苦しく悲しい試練である。一つ間違えば、本当に命を落としてしまうこともあるし、人に多大な迷惑をかけてしまう危険もある。親が本人の苦しさ、悲しみの意味を悟って、本人が脱ぎ捨てようとするものへのこだわりを、ともに克服することができれば、その過程ははるかにスムーズなものとなるが、親の方がこだわりを捨てられず、我が子に裏切られたという思いにとらわれ、被害者のように振る舞うと、その過程は、極めて難産となる。苦しみばかりが強まり、一向に進まないのである。

ヘッセの場合にも、その過程は、一筋縄ではいかなかった。親は息子にかけた一方的な期待からなかなか抜け出せず、それがすっかりダメとわかってからも、期待を裏切られたという思いを脱することができなかった。

苦労してなんとか入学したギムナジウムだったが、ヘッセはまたもや、わずか半年で中退してしまう。結局、彼が望んだ生活ではなかったのだ。ギムナジウムを卒業して、大学に進学できるものと期待していた両親も、現実を受け入れざるを得なかった。ヘッセ本人はもっと深く傷ついた。自分が落伍者だという事実だけでなく、親の期待に応えることができなかったということによって。このときのダメージは長く尾を引き、ヘッセが抱える謂れのない罪悪感の一因ともなる。そして、このとき学業を投げ出してしまい、大学に行けなかったことが、ヘッセにとって、長くコンプレックスとしてつきまとうことになる。

機械工ヘッセ

正規の教育課程から外れ、学問で身を立てる道も閉ざされたヘッセに、両親はもう大それた期待をかけなくなった。ヘッセは、書店の見習い店員として働き始めたが、それさえも勤まらずに、三日で姿をくらましてしまう。ヘッセは実家に連れ戻されたが、ぶらぶらして何もせずに過ごした。施設で楽しさを知った庭仕事をしたり、祖父が遺した文学や東西の哲学、神秘思想に関する書籍を読みあさったりしていた。父親の目には、ぐうたらな息子の姿は不真面目な怠け者としか映らなかった。顔を合わすと、二人の間には険悪な空気が立ちこめた。いや、父親だけではなかった。家族の誰もが、ヘッセを露骨に疎《うと》んずるようになった。

その頃からヘッセは作家になりたいという夢を抱き始めていたが、父親はそんな戯言には耳を貸さなかった。八ヶ月ばかり何もせずに暮らし、翌年の六月から、ヘッセは時計台の時計を組み立てる小さな工場に働きに行くことになった。思いのほか、ヘッセはその仕事が気に入ったようだ。ヘッセは、これまでとは打って変わって規則正しく生活するようになり、仕事から戻ると、読書をし、手紙や詩を書くことに精を出した。ヘッセは自ら「機械工H・ヘッセ」と手紙にサインするほど、その生活に充足を見出した。地味だが、久しぶりに訪れる穏やかな日々の中で、ヘッセは心身ともに健康を取り戻していった。決まりきった仕事もまた、安全基地の代わりとなり得るのだ。

しかし、元気になり、心に余裕が生まれるにつれ、機械工の仕事が、本来の自分の仕事でないことも明らかとなってきた。再びヘッセは、自分が不本意なことをやらされているという思いにとらわれるようになる。ブラジルやインドに渡るという突拍子もない計画が、真面目に考えられたときもあった。また、頭痛がし、気持ちがふさぐことが多くなった。こうなると、もうダメだった。ヘッセは親切な親方に、辞めたいと告げる。

だが、ヘッセは今までのヘッセとは違った。ヘッセは自分が心からやりたいと思っていることを知っていた。作家になりたい。そのために、本を扱う仕事をしたい。彼は新聞に職を求める広告を出した。テュービンゲンの書店から問い合わせがあり、書類を送ると、採用されることになった。

こうして、ヘッセは自分の道に向けて旅立つことになる。そこで、ヘッセは三年間の見習い期間を全うし、最初の自立を成し遂げるとともに、詩集の最初の出版というチャンスにも巡り会うのである。

自由になるための代償

しかし、ヘッセが苦労して処女詩集の出版にこぎ着けたとき、母親は息子の出版を神への背信と堕落だと見なした。評価を与えて励ましてくれるどころか、逆に非難されたのだ。ヘッセは落ち込んだ。四年後、和解しないままに母親は他界した。母親に認めてもらう機会は永久に失われた。

ヘッセの人生に漂う憂愁と罪の意識は、親に認められなかった者の哀しみに思える。両親の期待を裏切ったという負い目が、つねに影を落としていた。

父親も母親も信仰と伝道に生きた人で、義務感や使命感の大変強い人だった。自分自身に神への献身を課すだけでなく、息子ヘッセにも同じことを課した。それが、二人には当然のことだったのだ。

ヘッセがよく勉強のできる子だったことも、両親の期待を一層高めた。神学校に行き、父親の仕事を受け継ぐことが、あらかじめ定められていたのだ。しかし、ヘッセ本人は人一倍マイペースな人間だった。自由を奪われ、義務感に縛られるということに耐えられなかった。たとえそれが、神への献身のためであろうと。神という絶対的な価値を持ちだされることで、ヘッセの苦しみは、さらに深刻なものとなった。親の意思に抗して、自分を打ち立てていかねばならないだけでなく、神の御心に逆らう自分を責めることになったのだから。

親に心理的に支配された人に共通して見られることは、強い罪悪感や自責の念を抱きやすいということである。親の意に沿わないことをするたびに、「ごめんなさい、お母さん」と謝り続けて育った子は、自分は無価値で、ダメな人間だと思うようになる。成功を信じて、前に進んでいくより、失敗して、非難されることの方が頭をよぎり、のびのびとチャレンジする力や勇気がもてない。

こうした呪縛を受けながらも、ヘッセは親の意のままになるのではなく、自分が求める道を歩もうとした。

なぜ、ヘッセは神学校から突然行方不明になり、雨の中を一昼夜さまよわねばならなかったのか？　なぜ、学校からドロップアウトした挙げ句、牢獄のような施設に預けられるところまで、自分を追い詰めてしまったのか？　なぜ、せっかく入学できたギムナジウムを、わずか半年で辞めてしまったのか？

それらすべては、ヘッセが親の言う通りではなく、自分の求める道を歩もうとするがゆえの苦しみだったのだ。自分の人生を生きるためには、そうすることが必要だったのである。

結果的に見てみれば、すべては転落であって、同時に、新たな再生の一歩だった。

挫折と失敗は、親の呪縛から解放されるのに大いに役立った。神経衰弱になり施設に入れられたことも、神学校やギムナジウムを中退してしまったことも、聖職者となることを親に諦めさせるのには必要だったとも言える。両親の過大な期待を諦めてもらうことによって、ヘッセは、初めて自由の身となれたのだ。自分の人生を生きる権利を取り戻したと言える。それを望んでいないことを、そうやって示すことしかできなかったのだ。そこまでしなければ、親は諦めてくれなかったのである。

だが、それだけの犠牲を払うことには、意味があったのだ。なぜなら、自分の人生を生きられないとしたら、それは、ある意味、死よりもひどい責め苦だからである。「あなた方の神に付き合わされるのは、もうご免だ。さもなければ、死んだ方がましだ」とまで、言わねばならなかったヘッセの悲しみは深く、現代にも通じる普遍性をもつ。親が押しつける神は信仰だけではない。親がよかれと思って信じているものこそ、子どもにとっては、押しつけの神となりかねないのである。

自殺願望を脱した究極の方法

ヘッセはその後もしばしば空しさや憂鬱にとらわれることがあった。『車輪の下』や『デーミアン』などの一連の青春小説で、ベストセラー作家になった後も、ヘッセはうつの症状に苦しめられる。そのため、精神分析の治療を長年にわたって受けることにもなった。C・G・ユングの治療を受けたこともあった。

四十八歳のときには、家庭的な問題や経済的問題、健康の問題も重なり、いよいよ自殺の願望が打ち消しがたいほどに強まった。そのとき、彼はこう考えて、その危機を回避した。

「しばらくのあいだぼくは絶望にとらわれていて、もう生きるのも嫌でした。でもやがて脱出口を見つけました。こう考えたのです。五〇歳の誕生日を迎えたとき、今から二年後ですが、まだそうしたいなら首をくくる権利を自分に認めよう、と。するとこれまでやっかいに思われたこともすべて違って見えるようになりました。だって、どんなにひどくても二年しかつづかないのですから」（前掲書）

それまでも何度か使った方法だったが、確かに効き目があった。そう決めると少し気が楽になり、どうにか自分を納得させることができたのだ。幸い、五十歳の誕生日を迎えたとき、彼は自分の気持ちがとても軽くなり、もう自殺する必要がなくなっていることを悟った。

うつとも長い付き合いのヘッセが、憂鬱から脱出するのによく使ったのは、温泉でのんびりすること、旅をし、友人と会って話をすることだった。実際、ヘッセは、友人をとても大切にした。彼は、驚くほどマメに手紙をやり取りし、友人のもとを訪れた。ヘッセが生き延びることができた理由も、彼が友人に頼り、自分をさらけ出し、語り合うことができたからだとも言える。

安全基地の不足を補うもの

親という安全基地に恵まれなかったヘッセだが、それを彼は、友人との関係や手紙や文章を書く行為で補おうとした。安全基地とは、自分が求めたときに応えてくれる存在である。指図や命令や批判ではなく、ありのままを受け止め、落ち着かせてくれる存在だ。そうした存在の助けがあることで、人はどんな苦痛な体験も、わりあい容易に乗り越えていける。手紙や日記を書くことには、よく似た作用がある。安全基地となってくれる存在に恵まれない場合には、とても有用な方法だと言える。

大人になるにつれ、子どものときのように甘えられなくなるのが普通だ。スキンシップやハグのような、優しく心地よい接触を求めたくても、そうした欲求は、表に出しにくいし、なかなか満たされることはない。一人前の大人としてのプライドや建前、社会的立場が、子どものように甘えることを困難にする。

それが唯一許される相手が、恋人や夫婦の関係だが、不幸なことにお互いが安全基地としての役割をうまく果たせていないことも多い。新婚の頃は例外として、次第に体に触れあったりすることも、気恥ずかしさや鬱陶しさの方が強まって、めったにしなくなる。本音で語ったり、苦しさを共有することさえなくなっていく。一緒に暮らしながらも、心のつながりは希薄なものとなっていく。

良い伴侶に巡り会えるほど幸せなことはない。伴侶が互いにとって安全基地となるか否かで、人生の質は大幅に左右される。

ヘルマン・ヘッセは三度結婚した。二十七歳で結婚した最初の妻マーリアは、彼より九歳も年上で、神経質で、不安定な女性だった。ヘッセの苦しみをある意味で共有していたと言えるが、ヘッセは、自分が支えてもらえる以上に、妻を支えるために大変な犠牲を払わねばならなかった。妻の依存は、次第に一方的なものになり、ヘッセの負担ばかりが増えていった。マーリアとの間には息子もできたが、その生活を支えるために、ヘッセは必死に仕事をしたとも言える。それが仕事への原動力となった時期もあったが、ヘッセは次第に結婚生活に希望を失っていく。ただの重荷になってしまったのだ。

そんな中で四十七歳のとき出会ったのが、二番目の妻ルートであった。この女性は、ヘッセよりずっと年下で、声楽を志していた。ヘッセはすでに名の知られた作家であったから、ルートにとっては、ヘッセの妻となることは、社会的なステータスを手に入れ、自分も芸術家の仲間入りをするというような気持ちも働いていたと思われる。

しかし、ルートは、自分のことにしか関心のない、わがままな娘で、生真面目なヘッセとは気質的に合わなかった。結局、一時的な恋愛感情が去ってしまうと、最初の結婚以上に不幸な組み合わせであることが明らかとなった。ヘッセは、ほとんど自宅に帰らなくなり、三年後に結婚は解消された。

三番目の妻となる女性ニノンと出会ったとき、ニノンには夫がいたが、夫婦の関係は実質的に破綻していた。ニノンは、五十三歳のヘッセより二十歳も年下だったが、ヘッセの愛読者であり、二人は精神的な部分で共鳴していった。二人とも安全基地を必要としていたが、お互いがその役割を果たし合うようになる。面倒な離婚手続きの間も、二人は支え合い、幸せを手に入れる。

ニノンは、実務的な処理能力にも長け、ますます声望の高まるヘッセを、優れた秘書として支えることにもなった。安全基地となるパートナーを得たことは、五十代以降のヘッセの人生が、とても豊かで安定したものになることに大きく貢献した。

安全基地を手に入れるには

多くの現代人は強いストレスにさらされ、程度の差はあれ、孤独や不安を抱えて暮らしている。自分を支えるために、安全基地となる存在を必要としているが、対人関係が移ろいやすくなっており、いつも変わらず、あなたの言葉に耳を傾け、大丈夫だよと言ってくれる存在には出会いにくい時代でもある。

　あなたのことを最優先にし、あなたが求めているいたわりや安心を与えてくれる優しいパートナーや家族に、誰もが恵まれるわけではない。夫婦や親子でさえ、ギクシャクしやすく、本音が言えないことも多い。グチをこぼそうものなら、逆に非難や攻撃が返ってくるので、不満も言えないという場合もある。優しさやいたわりを必要とするときほど、突き放されたり、そっぽを向かれたりすることも珍しくない。そんな思いをさんざんした挙げ句、いつしか求めなくなってしまうこともある。他人に求めようとすれば、期待を裏切られ、余計傷つくだけだと悟り、最初から期待しないことで、どうにかバランスをとっていることも多い。

　しかし、心の奥底では、自分のことを理解し、ありのままに受け止めてくれる存在を求めている。人が元気に、心豊かに生きていくためには、そうした存在が、本来必要だからだ。水や空気や栄養と同じように、生きていくために必須のものだからだ。

　そして、必要は発明の母である。不利な状況にあっても、人は安全基地を確保しようと、あの手この手を使い、かつては考えられなかったような新手の方法も編み出されている。いまや現代人の生活の一部となったメールやフェイスブック、ツイッターなどのSNSは、その高い応答性により、安全基地の代用品になっている。またそこから、本物の安全基地となる存在に出会うチャンスが生まれる場合もあるだろう。

どういう出会い方かよりも、関係を安定した信頼関係に育てていくことができるかどうかに、すべてはかかっている。お互いが安全基地となれるかどうかが、重要になる。では、そのために、心すべきことは何であろうか。意外に、そこには人間についての哲学的な見方がからんでくる。

それは、人に関わるスタンスが、所有なのか共感なのかという点である。親密になると、相手を物と同じように所有しようとする人がいる。その傾向がある人は、独占欲が強く、すべてを思い通りに縛ってしまわないと気が済まない。自分の理想に変えようとしたり、自分にだけ関心を向けるよう要求したりする。こうした関わりが、安全基地としての役割を損なってしまうことは、容易に納得できるだろう。愛する人を所有しようとする人は、相手の個性や意思とは無関係に、自分の理想の鋳型を押しつけようとする。その関係は、所有する人にだけ主体性が認められる一方的なものになってしまう。

それに対して、共感的な関係は、相手の自立と意思を前提とした、対等で相互的な関係である。そこに押しつけはなく、自分の気持ちが尊重されているという安心感と心地よさがある。

完璧主義な人や自己愛の強い人は、往々にして自分の基準を相手にも求めてしまう。

相手がそれに合わせ、〝お人形〟になってくれている間はいいが、相手が自分らしさを取り戻そうとし始めると、たちまち関係がおかしくなる。

せっかく安全基地になる人と出会っても、それを所有し、縛ろうとしたとたん、安全基地は安全基地でなくなっていく。相手の気持ちを尊重した、共感的な関係であり続けることが、安全基地を安全基地であり続けさせる。

それゆえ、安全基地となる存在がほしければ、自分も安全基地であろうとすることである。一緒にいて心地よい関係であれば、自然に相手もあなたの安全基地となってくれるだろう。そして、安全基地であり続けてほしいならば、あなたも安全基地であり続けることである。

第三章

自分らしく生きられない人に

人が生まれながらに背負っているもの

イギリスの哲学者ジョン・ロックは、生まれたばかりの子どもの心は「タブラ・ラサ」、すなわち、何も書かれていない白紙だと述べた。残念ながら、人はまったくの白紙で生まれてくるわけではないようだ。生まれ持った遺伝的特性を抱えているだけでなく、養育者となった父親や母親がすでにいて、彼らは長い一家の歴史を背負っている。生まれたときから、自由な可能性に満ちているように見えて、実際には、たくさんの制約を抱え、それに縛られているのが現実である。

実際、遺伝要因と養育環境の要因の影響を調べた研究によれば、幼い頃から青年期にかけては、養育環境の要因が強く表れやすい。それに対して、年齢が上がるにつれて、遺伝要因が威力を発揮し始めるが、同時に、育った家庭や親からの影響とは別の要因、つまりその人自身の体験の影響が強まっていく。その人の生き方によって、親から背負わされたものからある程度自由になることもできるのだ。実家にいて、親の影響下にあったときには、とても暗かった人が、独り立ちして自分の人生を歩み始めると、別人のように輝きだすというケースもある。

したがって、大きくなり、親のもとを離れることは、自分らしい生き方を手に入れるチャンスでもある。しかし、そばにいないはずの親の影響に縛られ続けたり、自分らしい生き方をするチャンスを自分から逃してしまうことも多い。自分らしい生き方を見つけたつもりが、また過去の行動パターンを再現してしまっていることも少なくない。まるで呪いをかけられたように幼い頃からの体験や親から言われ続けたことが、自分自身を縛ってしまうのである。

親がかけた呪い

親は、知らず知らず子どもに呪いをかけてしまうことがある。この子は、ダメな子。一人では何もできない子。やっぱり、ダメじゃない。また、こんなことをして。どれだけ困らせれば気が済むの？　お母さんをこれ以上悲しませないで。

そうした類の嘆きや否定的評価を、毎日のように浴びて育った子は、自分が親を困らせる、ひどい欠陥人間だと思ってしまう。自分を責める気持ちが、いつもまとわりつくようになってしまう。そうすると、その子は、本当にダメ人間になってしまう。素晴らしい能力や長所を備えていても、ヘッセのように、家族や教師を困らせ、厄介者や困りものになってしまうのである。能力が活かされないだけでなく、子どもの心に、自分はダメな人間だという自己否定を刻み込むことによって、さらに大きな損失を与えてしまう。子どもの頃に刻み込まれた自分の評価というものは、長く人を縛ってしまう。その呪縛から一生抜け出せない人もいる。だが、どこかの時点で、自分を取り戻す人もいる。

親が子どもにかける呪いは、親の自己愛から発するものである。自己愛の強い親は、自分の思い通りになるかならないかという点で、子どもを見てしまう。思い通りになって、自分の理想に従う者は可愛いが、思い通りにならず楯突く者は腹立たしい。「そんな子は、うちの子ではない」「そんなことを言うのなら、出て行きなさい」と言いたくなってしまう。その子が何を求めているかではなく、親が何を求めているかが優先されてしまう。それに従わない子は、「悪い子」「親を困らせる子」「親を悲しませる子」として、罪を背負わされるのである。その呪いによって、親は子どもを縛ろうとする。呪いの力に逆らうことができない優しい子は、親の言いなりになって生きることを選ぶかもしれない。しかし、それで問題が片付くわけではない。いや、後にもっと大きな問題を持ち越してしまうのだ。その人は、自分の人生を生きられなくなってしまうのである。

M子さんの場合

親の呪縛というものは、ヘッセのように、小さい頃から問題児扱いされた子どもにばかり、起きるわけではない。いつも親の言う通りにしてきた、「素直な良い子」にも、起こりうる。

M子さんが神経症の症状に悩まされるようになったのは、結婚をする前後からだった。OLとして働いていた会社で、自分がとんでもないミスをして、そのせいで大きな損害が出たり、人の命に関わるような事故が起きるのではないかと不安でたまらなくなり、何度も自分のしたことを思い返したり、新聞にそれらしい悪いニュースが出ていないかを確かめるようになった。

やがて、不安と強迫症状のために、M子さんは仕事ができなくなる。ちょうど結婚を控えていたので、退職することにして、家庭生活に入った。ところが、状況はむしろ悪化してしまう。夢にまで見ていた結婚生活だったのに、生活を楽しむどころか、いつも失敗するのではないか、悪いことが起きるのではないかと考えてしまう。そして、もう辞めた仕事のことを、いまだに考え、あのときのミスで、今頃大変なことになっているのではないかと思い、新聞をチェックしたりする。

精神科のクリニックを受診すると強迫神経症（強迫性障害）だと言われ、薬を処方されたが、一向に良くならない。家からも出られない日々が、二、三年続いた。追い詰められ、こんなに不安で苦しいのなら、いっそのこと死にたいとまで思い詰めるようになった。そんなとき、筆者と出会ったのである。

症状となって現れた障害は、いわば氷山の水面に浮かび上がった部分であり、その下の見えないところに本体が広がっている。強迫性障害には、薬物療法や行動療法が有効だが、Mさんのように長引いているケースの場合、病気の症状だけ治そうとしても、すっきりとは改善しない難治性のケースも多い。

M子さんは、ミスを犯してしまう、自分のミスで大変なことが起きるという強迫観念にとらわれていたが、話を聞いているうちに、M子さんの場合、それが単に「病気の症状」であるだけでなく、彼女のこれまでの人生に深く根付いたものであることがわかってくる。症状だけ取り去ろうとしても、これまでうまくいかなかった原因は、その辺りにありそうだった。背後にひそんでいる問題を解き明かして解毒していく必要があった。M子さんの場合、ミスを犯してしまうという過剰な恐れが、どこから生まれていたのだろうか。

M子さんは、学校時代から自分にまったく自信がもてなかった。行動にも能力にも容姿にも自信がなく、自分は劣っているという気持ちが強かった。だから、就職して、後に夫になる男性と知り合い、自分が彼に愛されているということを知ったとき、それは夢のようであり、信じられなかった。こんな自分を好きになってくれる人なんかいるはずがないと思いこんでいたのだ。

付き合い始めてからも、きっと何かヘマをしたり、みっともない自分の姿を見られて、嫌われてしまうのではないかという不安を拭えなかった。どうせ捨てられてしまうのなら、自分から身を引こうとも考えた。そんなM子さんの煮え切らない態度に、彼の方は戸惑い、二人の仲はぎくしゃくした末に、別れてしまった。しかし、彼の方は、M子さんのことが忘れられなかったらしく、半年後、再びM子さんの前に現れると、結婚してほしいと、プロポーズしたのだった。M子さんも、気持ちは同じだった。

ところが、である。結婚して、幸福の絶頂だったはずなのに、奇妙なことに、その頃から、M子さんは先に述べたような症状に悩まされ始める。自分が何かミスを犯し、大変なことになってしまうと考えて、居ても立ってもいられなくなる。希望に満ちたはずの新婚生活さえも、不安と恐れにおののく日々になってしまったのだ。なぜなのだろうか。

治療を進めていく中で、一つの重要な事実が明らかとなる。それは、M子さんが彼と別れ、半年後、縒《よ》りを戻し、プロポーズされるまでの間に起きた出来事であった。その間に、たった一度だけだったが、M子さんは、ほかの男性と関係をもっていた。

彼との別離の後、彼が別の女性と付き合っているという噂を耳にしたM子さんは、裏切られたような気持ちになった。そんなある夜、ほかの男性に誘われるままに体を許してしまったのだ。そのことを、M子さんはほとんど忘れていた。思い出すのも忌まわしい記憶だったので、意識的、無意識的に抑え込んでいたのだろう。しかし、話をしていく中で、その事実を思い出したのである。

夫がプロポーズしてくれたとき、M子さんは、彼を裏切ってしまったという罪悪感を覚えた。しかし、彼を愛していたM子さんは、心に抱いた疚《やま》しさを押し込めて、彼との結婚を受け入れたのだ。

M子さんが、取り返しのつかない過ちを犯してしまったのではないのかという強迫観念にとらわれてしまった直接のきっかけは、どうやらそのことにあったようだ。彼を裏切ったという罪悪感を心に封じ込めたことにより、罪を感じなくてもいいことに対してまで、罪を犯したのではないかという思いにとらわれるようになったのだ。

そのことを自覚したことにより、M子さんの症状はだいぶ軽くなり、不安感や強迫観念もコントロールしやすくなった。しかし、すっかりというわけにはいかなかった。家事をしていても、何か過ちを犯したような気持ちになって、不安で仕方がなくなる。親戚の子どもと遊んでいても、自分が途方もない失敗をして、この子を死なせてしまうのではないかと、恐れを抱いてしまう。何をしていても、心配ばかりが先に立ち、楽しむどころではない。直接の原因が明らかとなっても、M子さんの過ちを恐れる気持ちは、すっきりとは消えなかったのだ。一体、どうしてなのか。

考えてみたら、そもそもM子さんが彼を「裏切った」ことについても、二人は、その時期、別れていたのだし、彼もM子さんを「裏切った」わけだから、そこまでM子さんが罪の意識にとらわれる必要はないとも言える。M子さんが、そこまで強く罪悪感を覚えるということ自体に、すでにMさんの性格や価値観が関係しており、その部分を抜きにしては、M子さんが本当の意味で回復することは難しい。M子さんは、なぜそこまで、過ちを犯すことに、過剰な恐れや罪悪感を抱くようになったのか。そこには、彼女の育ちが深く関わっていたのである。

M子さんと母親との関係は、一見すると極めて良好で、なんの問題もないようであった。M子さんは、何もできない自分を母親が助けてくれ、一つ一つ助言してくれると話していた。実際、実家にいると、不安になることも少なかった。

だが、やがてM子さんの口から、母親との関係の別の一面が語られ始める。それは、M子さんが、自分は母から褒められた記憶がないという話から始まった。M子さんにとっては、当たり前で、人に話すまでもないことだと思っていたことを、改めて語る中で、決して当たり前ではなく、特有の偏りをもっていたことが明らかになっていった。

M子さんの母親は、手も口も達者な、しっかり者の、てきぱきした女性だった。それだけに、他人にも手厳しく、失敗や劣っていることには、歯に衣着せぬ批判が飛んだ。M子さんに対しても、そうだった。母親は、動作がゆっくりしたM子さんのペースに苛立ち、本人がやる前から、「あなたは、もういいから」と、先に手を出した。難しいことや少しでも危険なことは、「危ないからダメ」「あなたは不器用なんだから」と言って、やらせようとしなかった。そして、M子さんが何かをやって失敗すると、「やっぱり、この子は」とか「だから、止めときなさいって言ったのに」と、苛立った声を出すのだ。

兄は母親似で、てきぱきしてしっかりしていたので、余計M子さんは、母と兄の二人から口出しされ、言われる通りにすることが多かった。そうした中で、M子さんは、自分はどうせ一人では何もできない人間だと思いこみ、引っ込み思案で、自信のない女性に育った。容姿についても、貶されることが多かった。M子さんは、自分は「ブス」だと思いこんでいた。こうして、M子さんが、自分の意志で何かしようとすると、きっと失敗するという思いにとらわれるようになった経緯が明らかになっていった。

少しでもミスをすると、母親や兄にあげつらわれ、やっぱりダメな子という言い方をされる。母親は劣ったものやダメなものには、許せないという態度を示し、容赦なく否定した。そうした中で、間違いを犯すことは悪いこと、恥ずかしいことという気持ちと、自分は母親や兄の言う通りにしていないと、間違いを犯してしまうという気持ちに縛られるようになっていったのだ。その結果、M子さんは、間違いに対して過度に潔癖になり、強い恐れを抱くようになったと思われる。

そんなM子さんにとっては、たった一度の過ちを、取り返しのつかない罪と自分を責めてしまったのも無理からぬことであった。M子さんが、過ちを犯してしまうのではないか、という謂われのない不安や罪悪感から抜け出すためには、ただ、直接の原因となった過ち（彼を裏切ったこと）を自覚するだけでは足りなかった。育ちの中で、彼女が知らず知らず身につけてしまったもの、彼女の心を縛るようになった呪縛を解く必要があった。

M子さんの中に固定観念として出来上がっているものを、一つ一つ再吟味して、彼女を縛っているものを突き止めていく作業を繰り返した。その正体が、幼い頃から母親によって、彼女にすり込まれたものであるということが、M子さん自身にもわかってきただけでなく、ありありと実感されるようになったのだ。

母親の言いなりで、何を言われても言い返すこともできなかったM子さんは、次第に母親の言動や行動を、批判的な目で見るようになった。すると、母親の考え方や反応の仕方が、客観的に見えてくるとともに、幼い頃、自分に対して母親が言ったりしてきたことの意味が、二重写しになって納得されるようになった。母親は、ちょっとでも、思い通りにならないことや不快なことがあると、それを誰かのせいにして、責める。自分の基準に合わない人は、けちょんけちょんに悪口を言う。誰かが些細な失敗をすると、それを嘲り、その人の全人格を否定するような言い方をする。

そうした母親の振る舞いを見ながら、M子さんは、自分もこんなふうに扱われてきたのかと思い、そんな母親に縛られてきたことに、悲しい気持ちになったという。そして、これまでは、母親に口答えさえしたことがなかったのだが、母親の言い方が目に余ったとき、そんなふうに言わなくてもいいのではないか、その人にはその人の気持ちや事情があるのだからと、やんわりと反論したのである。

そうした中で、M子さんは、明らかに変わっていった。以前は、自分の意見を言ったり気持ちを言うと、それで相手が気分を害するのではないかと怖れて、適当に合わせることしかできなかったのが、自分の気持ちを素直に話し、行動することができるようになった。自分一人では何もできないと思いこんでいたが、そんなことはなかったのだ、そう思いこまされていただけなのだと語るようになった。自宅で一人過ごすことさえ不安だったのに、一人で買い物に行き、車を運転して出かけるようになった。強迫性障害の症状も、ぐっと薄らいでいった。

さらに、新しい視点が出てくるようになった。今回、自分がこの病気になったのも、母親から自立することに大きな不安があって、自分の力だけで、うまくいくはずがない、幸せになれるはずがないという思いに駆られていたことを振り返ったのである。その根底には、母親を置いてきぼりにして、自分だけが幸せになることに対する疚しさがあったことに気づいた。

「グレートマザー」の呪縛

ユングが無意識の分析から見出した「グレートマザー」の元型は、偉大であるとともに、恐ろしい母親のイマーゴである。我が子を支配し、その心に君臨するだけでなく、ときには、我が子の幸せを妬み、自分の思いに逆らうものは、取り殺してしまうことさえある。M子さんにとっても、母親はグレートマザーのような支配力を持ち、その自立や幸せを阻んでしまっていた。母親は、知らず知らず、我が子が自分から自立していけないように、自分以外のところで幸福を見出さないように、呪いをかけてしまっていたのだ。

もちろん、母親が意図してそうしたのではなく、母親は娘のためにと、あるいは、それが正しいと思ってやっていたことが、結果的に、娘が自分に頼らずには生きていけなくすることで、独り立ちを妨げてしまっていた。

支配されすぎた子が、青年期以降、問題を生じてくるというケースが、近年非常に増えている。核家族化と母子の密着傾向が、余計グレートマザーを生み出しやすくしている。女性だけでなく、男性でも目立つ。

ヘッセが親の呪縛に反旗を翻そうとして、罪悪感やうつに苦しんだように、M子さんの神経症は、ある意味、母親の支配から逃れようとしたときに、それを断念させようとする呪縛の力が目に見えない作用を及ぼした結果だと言うこともできる。病気になることで、結婚生活も破綻し、母親のところへ戻ってくれば、まさにM子さんにかけられた呪縛は、目的を遂げたことになる。

呪いを解く鍵は

それゆえに、M子さんの病状がひどく、家から一歩も出られないときでさえも、彼女を支え続けた夫の存在は、大きな意味をもったと言える。その支えがあったからこそ、M子さんは、最後には、自分を縛っていたものを脱し、ついには、以前よりずっと自信に満ち、自由に行動できる女性に変身を遂げたのだ。そうしたことがわかるにつけ、夫に対して、何かと不満を覚えることが多かったM子さんは、深い感謝の気持ちを抱くようになった。そのことが、夫婦の仲をより親密で深いものにし、日々の生活の幸福感を取り戻したのである。

家を出て、親から独り立ちするということが、本当の意味で達成されるには、それなりの時間と大きな試練を伴う。親に支配されてきた人ほど、その過程は、難事業になるが、それをやり遂げないままでは、本当の自分は窒息してしまう。

M子さんは、実家とほどよく距離を取りながら、母親ともうまく付き合っている。近寄りすぎると、ダメージを受けることもあるが、母親のことを客観的に見られるようになってからは、そこに呑み込まれるということも減った。最近は、母親のことを、一時より寛大な目で見られるようになった。というのも、母親自身が、その母親との関係で歪みを受けてきたということを理解するようになったからだ。母親もまた、一人の犠牲者だったのだ。母親は、過酷な状況で、自分を守って生きるために、自分を責めるよりも人を責めるという行動パターンを身に纏っていた。母親自身も、悪気があってそうしているのでなく、長年身についた癖で、そうなってしまっていたのだ。

M子さんは、厭だと感じたことは、我慢せずに言うように心がけている。言うと、母親も少しずつ態度を改めてくれることに気づいたのだ。今では、母親が母親なりに、一生懸命育ててくれたことや、病気で弱っているときに見せてくれた、母親らしい優しさに感謝を覚えている。

あなたを縛る親への「忠誠」

対人関係療法を打ち立てた心理療法家のローナ・スミス・ベンジャミンによれば、その人がもつ対人関係のパターンというのは、幼い頃にその人にとって重要だった人物（親や養育者）との関係を再現しているとされる。子どもの頃には、そうした行動パターンは、生きていくうえで大事な意味をもったのだが、大人になって、それが無意味などころか、邪魔になったとしても続いてしまうのである。つまり、その人はかつて愛着した存在に対して、今も「忠誠」であり続けているのだ。ある意味、それは、「愛情の賜《たまもの》」だとベンジャミンは述べる。身についたパターンを繰り返し続ける根底には、今も、心の中にいる大切な存在に認められ愛されたいという願望があると考えるのである。

このパターンの再現は、三つの「コピープロセス」によって行われる。一つは過去の重要人物のようになることによって、一つは、その人物があたかもその場にいて、今も監督しているように振る舞うことによって、一つは、その人物が扱ったように、自分自身を扱うことによって。

思春期、親に対して批判的な目を向け、それまですべて無批判に受け入れてきた親の考え方ややり方を再吟味する。ときには、反抗し反発して、親を罵ることもある。だが、思春期に、そうすることができなかったM子さんのケースは、親に批判の目を向け、楯を突くということが、いかに大切なプロセスかを教えてくれる。ある意味、M子さんは、思春期を無風で通り過ぎてしまったため、後で、その時期がやってきたのだ。けれども、自分を縛っているものを自覚する中で、彼女は本来の自分と自由を取り戻したのである。

「ねばならない」の思考が生きづらさを生む

うつや摂食障害、夫婦の不和や虐待など、さまざまな問題の背景に潜んでいることが指摘されているのが、「ねばならない」の思考である。かくあるべき完璧な理想を基準にしてしまい、現実の自分や他者を否定的に見てしまう。

そもそも「かくあるべき」理想像というものは、知らず知らず親から植えつけられたものであることも多い。親に反発しながらも、親の価値観や理想にとらわれ続け、支配を脱せられないということも少なくない。

それに対して、ありのままの存在を受け入れることこそ大切だとする考え方がある。義務や体面といった後から付け足された価値に左右されるのではなく、ありのままを肯定するというスタンスである。

ありのままが一番よいという思想を最初に唱えたのは、老子である。「無為自然」を第一とし、いかなる人為的な作為も、自然の原理である「道《タオ》」を妨げるものと見なした。

また、仏教の一派にも同じような思想が見られ、親鸞の「自然法爾《じねんほうに》」（自然のままに任せる）や禅宗の「無事是貴人《ぶじこれきにん》」（何もしないありのままの姿が、もっとも貴い、の意）といった言葉には、人為的な作為を嫌う考え方が示されている。

キリスト教では、原罪という考え方に表されるように、人間は生まれながらにして罪を背負った罪人《つみびと》だと見なされる。教理に背くようなことをすれば当然のこと、何も悪いことをしなかったとしても、存在そのものに罪悪感がつきまとうことになる。ありのままを肯定する考え方とは、その点で大きく違いを見せる。

近年、欧米で禅などの人気が高いのは、キリスト教的な価値観に比べて、「かくあるべし」という縛りが緩く、罪悪感から解放されるという面もあるだろう。善と悪はまったく相容れないものとするキリスト教的二元論とは違い、善悪は表裏一体のもので、本質的な差はないとする禅などの東洋思想は、「ねばならない」でなく、「そのままでよい」「そんなに気張るな」と教える。

こうした二分法を超えた視点は、心理療法などにも積極的に採り入れられ、活用されている。ありのままを受け入れ、味わうことで、理想の自分というとらわれから自らを解放しようとするマインドフルネスや、悪いところを指摘し、改善しようとするのではなく、良いところを見つけて、そのままを肯定しようとする弁証法的行動療法の「認証戦略」といった手法を生むに至っている。これらの治療技法は、うつ病の再発予防、自己否定や自傷行為の改善に役立つことが裏付けられている。

その根本にあるスタンスは、かくあるべき自分ではなく、ありのままの自分をそのまま受け入れ、肯定することである。苦しんでいる自分、不安にとらわれている自分、失敗してしまう自分、傷つけてしまう自分、どんな自分も大切な自分であり、それを変えようと思うのではなく、そのまま受け止め、さらには愛おしむこと。どんなひどい状態のときも、そこには必ず良いことを見つけることができる。なぜならすべての物事は、善でも悪でもなく、つねに両方の要素を含んでいるからだ。最悪と思ってしまうのは、一つの価値観で決めつけているからにすぎない。

「ねばならない」の思考の人は、心のどこかで、人は努力すれば物事を思い通りにできる、良い結果を出せるという期待がある。思い通りの良い結果にならないのは、努力が足りないせいだと考えてしまう。だが、実際には、この世の中の出来事の大部分は、人知や人力によっては、どうすることもできないことばかりだ。自分の努力でなんとかしようとする人ほど、失望し、意気阻喪してしまいやすい。むしろ生きるために必要なのは、努力してどうにかなるかどうかを、よく見極め、何とかしようとしても無駄なことには、あくせくしないということだ。

また、人は一人一人異なる行動の基準や価値観をもっている。ところが、つい自分と同じことを相手にも期待してしまう。期待通りにならないとき、失望や怒りを覚え、それが軋轢やトラブルを生む。自分がかくあるべきと思っていることを相手に押しつけた結果、ズレが生まれてしまうのである。

それゆえ、相手は所詮別の人間だと割り切って、期待しすぎないことも大事になる。相手が我が子や愛するパートナーであっても、このことは同じく当てはまる。相手に多くを期待するほど、裏切られ、不幸になってしまう。わずかしか期待しなければ、裏切られることも減り、期待以上のことをしてもらえれば、喜びや感謝の気持ちがわくだろう。周囲に対して怒りを覚えるとき、自分が期待しすぎていないかを振り返ってみるとよいだろう。

いかに多くの人が、自分にはどうすることもできない問題で、頭を悩ましていることか。頭が、過去の失敗や将来の心配にばかりとらわれてしまうとき、果たしてそれを考え続けることが、何か役に立つだろうか、と自分に問いかけてみるとよい。なんの役にも立たないが、それでも考えてしまうという場合、自分にこう言い聞かせてみる。考えてプラスになることは一生懸命考えよう。でも、考えてもマイナスにしかならないことは、考えるのをやめておこう、と。

そんなことを言われても、頭が勝手に考えてしまうのだと、言う人もいるだろうが、その場合も、根気よく言い聞かせ続けるとよい。多くの人で、次第に否定的な考えや心配にとらわれることが減っていく。「自己教示法」と呼ばれる認知行動療法の技法で、効果は証明済みである。

倒れない強さより起き上がる力

人が苦難を乗り越えて生き延びるうえで重要なのは、失敗しない能力や倒れない強さではなく、失敗や挫折から這い上がる力だということが言われている。どんなに高い能力や強靭な体力をもっていたとしても、それを上回る試練がやってくれば、どうすることもできない。つまずいた経験がないと、自分の力が通用しない事態を受け入れることができず、あくまで戦おうとして致命傷を負ってしまう。それは単なる敗北ではなく、心の背骨を砕かれてしまうことになる。そうなると、もはや再起することができない。立ち上がって、もう一度戦うという戦意を喪失してしまう。

しかし、自分の力が通用しない事態を何度も味わい、倒されても立ち上がった経験を積んだ人は、一度や二度の失敗やつまずきにも動じることはない。倒されながらも、致命傷を負わないように用心し、そうなる前に戦うのを止める。倒れながら、体を休め、相手の油断を誘い、反撃の機会を探るのだ。何がまずかったのかを振り返り、事態を逆転させる新たな作戦を考え出そうとする。

「ねばならない」の思考にとらわれ、一つの価値観からしか物事を見られないと、つまずいたときに、自信を打ち砕かれ、回復に時間がかかりやすい。倒れても起き上がれるために必要なのは、視点の切り替えだ。見方を変えれば、失敗こそ大成功ということにもなる。失敗のない人生など、いくら安全とはいえ、自動車学校の道路のようなもので、つまらない。

ジョゼフ・コンラッドに『青春』という小説がある。コンラッドは、ポーランドの名門に生まれながら、イギリスで船乗りになり、後に英文学の作家として活躍するという型破りな人生を歩んだ人である。『青春』には、彼が初めて船乗りとなって、外洋を航海したときの悲惨な体験が語られるのだが、そこには微塵の悲愴感もない。どんなひどい目に遭い、死にそうになっても、主人公は「これこそ青春」と思い、悦に入るのだ。嵐の中、船が浸水して、水を汲みだすのを片時でも止めたら、海の藻屑になろうとしている最中であっても、必死に手押しポンプを押しながら、その状況を眺めて、ほくそ笑んでいる自分がいる。死にそうな冒険をしているということが、主人公にとっては、うれしくて仕方がないのだ。

物事は、受け止め方次第で、どうにでも変わる。とんでもなくつらいことさえ、見方次第で、喜びにさえなり得るのだ。

自分で選んでこそ人生は生きるに値する

生きることが喜びよりも苦痛だと感じるとき、人は自分が望み、したいと欲することに従うよりも、自分がせねばならないという義務感や責任にばかり縛られていることが多い。喜びは、せねばならない責任を果たすことによっても生まれるが、自分が心から望んだことを成し遂げることは、はるかに大きな満足を与えてくれる。たとえ、その試みが成し遂げられず、徒労に終わったとしても、自分が心から好きで、やろうとしたことであれば、納得がいく。しかし、ただ義務感や人の期待のために、それをしたのであれば、失敗した自分への失望と不甲斐なさ以外何も残らない。自分は、他人の期待にさえ応えることのできない、おろかで無能な存在だとしか感じられない。

全盲の社会心理学者シーナ・アイエンガーの著書『選択の科学』は、同じことをしたとしても、それが、当人の選択したものである場合には、得られる喜びや満足が格段に大きくなることが、さまざまなデータによって裏付けられている。逆の場合、つまり自分が選んだわけではないことをやらされた場合には、同じ結果、同じ報酬が得られたとしても、その喜びや満足はずっと小さくなってしまう。

動物園のゾウが、たっぷり食事を与えられ、手厚く世話をされて暮らしているにもかかわらず、野生のゾウの平均寿命に比べると半分も生きられないのも、過酷な責任とストレスを受けているはずの社長の方が、うだつの上がらない社員よりも、循環器系の病気に罹りにくく、長生きをするのも同じ理由からだった。

自らが自由に選んだことをする者は、幸福でストレスを感じにくいが、自分の意思で選択することを許されず、他人から強いられた人生を歩まねばならない者は、不幸なだけでなく、寿命さえも縮めてしまうのである。

それゆえ、幸福で、恵まれた人生を過ごしたければ、自分が選んだ人生を歩んだ方がよいということになる。にもかかわらず、なんと多くの人が、自分が望んだものとは違う人生を歩んでしまうことか。自分の気持ちとは違うことであっても、仕方ないと諦め、我慢と忍耐の日々を過ごしてしまうことか。

自分の意思で人生を選択できる人と、そうでない人の違いは何なのだろうか。

『選択の科学』には、そのことに関連して、犬を使ったある実験が紹介されている。同じように不快な電気ショックが与えられるが、一方のグループでは、自分で電気ショックが止められる仕掛けがしてあり、もう一方のグループでは、そうした仕掛けがなく、ただ電気ショックに耐え続けるしかない。あらかじめそうした操作を加えたうえで、犬は別の実験用の部屋に入れられる。つながった二つの部屋の一方の床には周期的に電気ショックが加えられるが、もう一方の部屋の床には電気は流れない。つまり、電気ショックを逃れるためには、すぐ隣の部屋に移動するだけでよい。ところが、実際にやってみると、自分の力で電気ショックを逃れた経験をしたグループは、難なく部屋を移って試練を避けることができたのに、電気ショックに耐える経験しかしていなかったグループは、その場にうずくまって、ただ不快な刺激に耐え続けたのである。

つまり、不快な試練は、自分の力でコントロールできるのだと学習するか、不快な試練は耐え続けるしかないと学習するかによって、その後の行動の仕方がまるで違ったのである。

このことは、自分の人生が理不尽なものであっても、運命だと諦めて従順に生きるか、自分の意思で、違った人生を選択しようとするかという生き方の違いが、どこから生まれるのかという問いを考えるうえでのヒントになるだろう。依存性パーソナリティと呼ばれるタイプの人では、周囲が決めたことや、押しつけたことに対して逆らうことができない。理不尽な要求であっても、ノーと言えないのだ。相手が気を悪くするのではと案じ、相手の意向に合わせてしまう。このタイプの人は、人生のワナに陥りやすい。強気に言われたときだけでなく、相手が困っていると見せかけられても、つい情にほだされて、相手の要求を受け入れてしまう。

依存性パーソナリティは、支配的で、横暴な親の顔色をうかがいながら育った人に典型的に認められる。電気ショックに耐え続けるしかなかった犬たちと、ある意味、似た境遇だったと言えるかもしれない。彼らは、運命は、受け入れ耐えるしかないものだと学習させられたのだ。それは、事実というよりも思いこみにすぎないのであるが。その人が実際に無力なのではなく、自分は無力で、定められた運命に逆らうことはできないのだと思いこんでいるだけなのである。

義理と人情の狭間で

依存性パーソナリティというほどではなくても、自分の気持ちに素直に生きることは、それほど容易なことではない。常識的な社会人であればあるほど、義理や世間体というものに縛られることになるし、自分の人生といえども、自分の気持ちよりも周囲の期待や思惑を優先せざるを得ないときも少なくない。

親からの期待やコントロールもさることながら、自立した大人として伴侶を得て、家庭をもち、子どもができると、今度は、伴侶や子どもが、その人を縛る面も出てくる。それは生きがいであり、喜びにもなるが、いつしかその人が期待した人生からは、どんどん外れていくということも起きる。

そこには、生物学的なワナも潜んでいる。生物学的な本能は、とにかく子孫を残させようと、あらゆる企みをする。一時の情熱から子どもができてしまえば、身ごもった女性には母性的な愛情が芽生え、その子を守ることに必死になるのが普通だ。男性の方も、その情熱に巻き込まれ、しぶしぶ父親になることを受け入れる。子どもが生まれ、ギャアギャア泣き出すと、ほかのことにかまっていることなど無理になり、いままで目指し築いてきたことも、二の次、三の次になってしまう。

子どもがちゃんと育つためには、それでいいのだが、しばしば起きるのは、何年か経ってから、魔法が解けるように、自分が何年かの間、必死になっていた子育てから熱が冷め始めるということだ。子どもに縛られることが、急に重荷に感じられ、わずらわしくなってしまう。もう一度自由だった頃の自分を取り戻したくなる。

その頃には、子どもに対する以上に、自分が選んだはずの伴侶との関係も、窮屈な縛りと感じられている。自分の自由を妨げる足枷のように、わずらわしくなる。生物学的に言えば、その伴侶との間に子どもを作るという目的が達せられたいま、その伴侶との間に、新たな可能性はあまり残されていないということになる。新たな可能性は、未知のパートナーとの領域に、はるかに広がっている。

しかし、自分が選んだという責任が、道義的にも心情的にも、これまでの関係をすんなり解消することを困難にする。自由に生きたいという願望は押し殺し、惰性で暮らし続けようとするが、心の奥底に芽生えたつまらなさは、パートナーに対する苛立ちや八つ当たり、子どもへの無関心となって表れる。そうした気持ちの変化は、初めのうち無視できるほどであるが、少しずつ膨らみだすと、関係の維持にも支障をきたすようになる。些細なすれ違いが増え、それが諍いにも発展する。

人は、自分の心に素直に従って生きたいという願望と、自分を信じている人の期待を裏切れないという責任感の両方を抱えている。幸福な状況では、その両者は齟齬《そご》なく一致していて、自分の幸せを追求することが周囲の幸せでもある。

ところが、時間は変化を生む。子どもは成長するし、大人も成熟とともに求めるものが変わってくる。相互の求めるものにズレが生まれていく。

自分の心が、これまでと同じ生活では満たされないと悟ったとき、二つの思いの間で引き裂かれることになる。自分の気持ちに従って自由を求めるべきか、子どもや配偶者への責任を果たし、安定した暮らしを守るために、我慢して耐えるべきか。自分の欲する生き方か、家族に対する義務かという永遠のテーマと向き合うことになる。

ジョルジュ・サンドは、いかに人生を取り戻したか

自分のために生きるか、家族や世間体のために生きるか。そうした葛藤の中で、今よりもはるかに社会的な縛りが強かった時代に、自分の人生を生きるという選択をした人に作家ジョルジュ・サンドとして知られるフランスの女性がいる。

その選択をする前の彼女は、自分の人生を生きられないことに苦しみ、もはや生きている気がしないという絶望感の中にいた。彼女の人生が陥ったワナは、当時も、今日も多くの女性が、そして男性もまたとらわれてきたものだと言える。

まず、彼女の人生が抱えていたものを理解するためには、その生い立ちをすこし遡る必要があるだろう。

彼女の血筋を特徴づける遺伝的特性として、一つには、色好みとも言えるロマンスに対する強い欲求をご先祖から受け継いできたということがある。王侯や将軍にもつながる家系は、高貴な貴族の家柄であるとともに、美しい女性であれば身分などに関係なく、愛し合い、子どもを生ませることを躊躇しなかった。

ジョルジュ・サンドの養育にも直接関わることになる祖母マリー・オロールにしても、大元帥にまで上り詰めたモリス・ド・サクス将軍が、女優に生ませた私生児だっ

た。だが、私生児とはいえ、マリー・オロールは、将軍の娘として認知され、貴族の血に連なることを許されて、サン・シール修道院で恵まれた教育を受けることもできた。十七歳のとき、エリート軍人に見初《みそ》められて結婚するも、若くして夫は急逝。三十歳のとき再婚したのは、三十二歳年上の金持ちの貴族で、学識にもすぐれた人物デュパン・ド・フランクィユだった。二人の結婚生活は、十年に満たずに、夫の逝去によって終わりを告げることになるのだが、その間、二人の間にできたのが、息子モーリスだった。

　ときは、フランス革命の嵐が吹きすさぶ動乱の時代であり、母と幼い息子はパリを遠く離れたフランス中部の田舎ノアンの城館に難を避けて過ごす。このモーリスは、祖父の血を受け継いでいたらしく、父親のように学問ではなく、軍人を目指す。ナポレオン軍に志願し、果敢に活躍。その間、戦地への遠征中に知り合い、恋に落ちたのが、ソフィー・ヴィクトワール・ドラボルドという四歳年上の女性である。その恋愛には、いくつもの困難が伴っていた。ソフィーは貧しい庶民の娘で、しかも、遠征先にいたのには理由があった。モーリスの上官である将軍の愛人として、お供をしていたのである。おまけに、別の男性との間にできた娘までいた。

　だが、そんな困難も、若きモーリスの気持ちを踏みとどまらせることはなかった。母親の猛反対にもかかわらず、モーリスは勝手にソフィーと結婚してしまう。というのも、ソフィーのお腹にはふたりの愛の果実が宿っていたからだ。そのことを知った母親は、あまりのショックに泣き崩れたという。

やがて、ソフィーは女の子を出産。祖母と同じオロールと名付けられたその子こそ、後のジョルジュ・サンドである。

マリー・オロールの怒りは激しく、嫁は無論、幼い孫さえも受け入れようとしなかった。ところが、その状況を思いがけない出来事が変えてしまう。サンドが四歳になったとき、父親のモーリスが、落馬事故で亡くなってしまったのだ。

愛する息子のたった一人の忘れ形見となった孫娘に対して、マリー・オロールは態度を一変させ、急に執着し始める。幼いサンドが、亡くなった息子に生き写しだったうえに、極めて利発で魅力的な少女だったことも、その気持ちを強めさせたに違いない。サンドの養育をめぐって、母親と祖母との間で、激しい鍔《つば》迫り合いが展開された後、結局、祖母が後見者となることで決着。ノアンの城館に孫娘を引き取り、母親は、パリに残していたもう一人の娘（モーリスと知り合う前に別の男性との間にできた子）との暮らしに戻った。その間、幼いサンドは、母親と祖母との間に挟まれて、小さな胸を痛めた。彼女の願いも空しく、まだ五歳のサンドは、父親に続いて母親も失うこととなった。

だが、優れた教養を身につけ、後の作家を生み出すうえで、母親ではなく祖母のもとで育てられたことは、プラスに働いた面も大きかった。住み込みの家庭教師からラテン語などの教育を施されただけでなく、教養豊かで、芸術的センスにも秀でた祖母自身から、文学や音楽を教えられることになった。同時に、田舎暮らしの中で自然に親しみ、庶民の子どもたちとも一緒に遊んだことは、『愛の妖精』といった作品にも見られる自然への愛情や庶民への優しい眼差しを育むことになった。

しかし、四歳で父親を失い、五歳で母親と生き別れになったことは、深い愛着の傷を、幼い心に与えたに違いない。そのことは、彼女のその後の人生に影響せざるを得なかった。

十三歳になったサンドは、さらに上の教育を受けるため、パリにある修道院で学ぶことになった。パリに出られる——。そのことで、サンドが期待したことは、母親に再会し、失われた時間を取り戻すことだった。ところが、そんな娘の思いとは裏腹に、再会した母親は、自分のことで頭がいっぱいで、実にそっけない反応しか示さなかった。娘によって自分の気ままな暮らしが妨げられることを嫌ったのだ。理想化していた母親の幻影が打ち砕かれたサンドは、いっそう深く傷つく。

彼女は、次のように振り返っている。

「一年目、私はそれまでにもまして、手に負えない子供であった。私の愛情における一種の絶望、少なくとも無力感が、気晴らしをし、いたずらに有頂天になるよう私を駆り立てたからだ。二年目、私はほとんど突然に、燃えるように激しい信仰心に身を委ねた。三年目、私は穏やかで、揺るぎなく、明るい信仰の中にあった」(『ジョルジュ・サンド 1804-76』持田明子著より)

母親の愛を得られず、見捨てられたと感じたサンドを絶望から救ったのは、激しいまでの信仰だった。

しかし、修道院で信仰に生きることは許されなかった。体が弱って心細くなった祖母が、手元に呼び戻したのだ。サンドは、気が重いままにノアンに戻る。その祖母が一年ほどして亡くなると、今度は、無関心だった母親が、急に庇護者として乗り出してきて、娘をパリに連れ出す。しかし、母親とうまく折り合えるはずもなく、今度はサンドの方が母親を鬱陶しがるようになった。

サンドは母親のもとからも離れ、父親のかつての知人のもとに身を寄せる。そこで出会ったのが、カジミール・デュドヴァンという二十七歳の少尉で、男爵家の子息であった。二人は恋に落ちる。十八歳のサンドにとって、初めてと言っていい本物の恋愛だった。

母親は反対したが、そんな声は耳にも入らなかった。出会ってわずか二ヶ月で、結婚を決め、半年後には、ノアンで一緒に暮らし始めた。夫は、妻の財産と領地からの収入を当て込み、少尉の職を辞めてしまった。サンドが、とんだお荷物を抱え込んだことを知るのは、何年か後のことである。

夫のカジミールは打算的な合理主義者で、自分のものとなった領地の経営に乗り出すと、情け容赦なく無駄を排除し始めた。長年勤めた使用人を解雇したり、サンドが少女時代から愛してやまなかった林を伐採したりした。

それでも、すぐに子宝に恵まれ、息子が生まれると、サンドは夢中になって世話をした。しかし、離乳を終える頃には、サンドは「途方もない倦怠感」を覚えるようになっていた。夫に愛されていると感じ、夫のことも愛しているはずだったのに、次第にサンドは、その幸福なはずの生活に、何かが欠けているのを感じるようになっていた。

夫に特別な欠点があったわけではない。ただ、狩猟やワイン、地方政治といったことにしか興味をもたない夫と関心を共有することは難しかった。心を寄り添わせた深い話をすることも、文学や芸術について語り合うことも期待できなかった。

サンドは、読書に救いを求め、現実生活の不満から目をそらせようとする。だが、夫との考え方や価値観の違いは、年ごとに目立つようになるばかりで、二人の間には溝が生まれていった。

夫には、妻がふさぎ込んでいる理由が、まったく理解できなかった。単純な夫は、妻には気晴らしが必要なのだと考えた。二人は旅行に出かけ、そのまま、年末から翌年の春までパリにアパルトマンを借りて、滞在した。一冬の間、観劇や社交を楽しめば、元気になるのではと期待してのことだが、大して効果はなかった。あまり気分も晴れないまま、春になってノアンに戻ってきたが、サンドの状態は悪化するばかりだった。不安や焦燥感、動悸や頭痛、原因不明の咳が続き、悪い病ではないかと心配されたほどだ。

そんな症状は、湯治に出かけると薄らいだが、改善の本当の理由は、夫や家庭というしがらみから離れたことにあったのかもしれない。そこから、サンドは夫に宛てて、彼女の苦しい心中を率直に語る手紙を出している。

「毎日、あなたと顔を合わせていることであなたのことが次第によく分かってきました。あなたの長所はひとつ残らず賞賛いたしました。私以上に愛情をこめてあなたを愛した人などいませんわ。

でも、私はあなたが学んだり、読書することがお好きかどうか、あなたの意見や趣味や気質が私のものと一致しているかどうか知ろうとしませんでした……。

あなたが音楽に対して少しも愛着をお持ちでないことが分かりましたので、私も音楽に夢中になることをやめました。ピアノの音にあなたは逃げ出しておしまいになるのですもの。妻への心遣いからあなたは本を読もうとされましたわ。でも、ほんの数行読んだだけで、退屈と眠気のために、あなたの手から本が落ちてしまいました。二人で文学や詩や道徳について語っていても、私の話している著者をご存知なかったり、私の考えを狂気だの、高ぶった感情だの、荒唐無稽だのとおっしゃるので、お話するのをやめました。これから先、二人の間にほんのわずかな関係さえ存在することはあり得ないだろうと思われて、真実の悲しみが忍び込んできました。私はこうしたつらい考えは注意深く隠しました。私は何もかもが嫌になり、たった一人で生きていくという思いにぞっとしました。あなたの趣味を私の趣味にしようと努めてみましたが、うまくいきませんでした。

……あなたはこんな私にお気づきになりませんでした（中略）……あなたを大切に思ってきましたわ。でも、ちっとも幸せではありませんでした。二人の間に内面的な繋がりもありませんでしたし、暖炉の傍らで心地よいおしゃべりをして過ごすこともありませんでした。私たちは全く理解しあってはいなかったのです。心の中に恐ろしいばかりの空洞が感じられ、私は一時間たりとも家で過ごすことができなくなりました」（前掲書）

知的共感や精神的なつながりを、愛情に求めようとするがゆえの孤独と空虚感を、率直に訴えたものであり、二百年近くも前に書かれたとは到底思えない。同じような苦しみや虚しさを抱えた女性が、そして男性も、現代には大勢いるに違いない。

だが、夫婦という鎖は、当時のフランスにおいては、鋼鉄の足枷よりも強力であった。夫も妻の意に沿おうと、それなりに努力したのかもしれない。それから二年たった後にも、夫婦の営みが行われていたことは確かだ。なぜなら、その翌年に、第二子である娘が生まれているのだから。

しかし、その子が生まれた頃には、夫婦の絆は、もはや再生が困難なほどに、ちぎれかけていた。愛情が冷めたときにできた子どもには、関心が向きにくいものだ。子どもにはなんの罪もないとはいえ、自分を束縛する足枷が一つ増えたようにしか感じられないこともある。サンドの心にも、同じようなことが起きていたに違いない。長年待望していたはずの女の子であったが、母と子の間に温かい愛情が通うことはなく、両者の気持ちは、娘が成長してからもすれ違い続けることになる。

病んでいたのは妻だけではなかった。妻がそっぽを向いた期間が長引くにつれ、夫もまた、愛情のない結婚生活に疲れ始めていた。酒の量が増え、生活が荒み始めた。酒が入ると気が大きくなり、無分別になった。そこを付け入られて、騙されることも重なった。妻の財産はすり減る一方だった。サンドは人生に絶望し、死ぬことさえ考えるようになっていた。

そんなサンドを、救ったのは、今度は信仰ではなかった。一人の男性との出会いだった。ジュール・サンドーというわずか十九歳の小説家志望の若者で、二十六歳のサンドは、いままで抑えてきたものを晴らすように、激しい恋に身を任せた。二人は密会を重ねるようになるが、悪い噂はすぐに広まり、夫の耳にも達したに違いなかった。それでも、サンドは、表向きは、良き妻という体裁を保とうとしていた。仮面夫婦を演じていたのだ。

そんな芝居が、あるアクシデントによって、もはや無駄なことだと思い知らされる。夫は、万一に備えて遺言書を作っていたが、それを見つけたサンドは、中身を見てしまったのだ。サンドにとってショックだったことに、遺言書には、妻に対する不信感と非難が、罵詈雑言の如く書き連ねてあった。

結婚して以来、八年もの間、自分を殺して努力し、夫に仕えてきたことが、結局、不信と憎しみしか生まないという現実を前に、サンドは、この生活を続けることは無意味な徒労であり、もう無理だと悟ったのである。

夫と激しい言い争いが繰り広げられた末に、サンドは、夫からぎりぎりの譲歩を勝ち取る。それは、一年の半分をパリで過ごし、残りの半分をノアンで過ごすという取り決めだった。

ただ、夫もしたたかだった。妻がパリで遊び暮らす金をたっぷり渡したわけではない。芸術や観劇に浸るにも、作家や芸術家たちとの交友を楽しむのにも、先立つものが必要だったが、彼女に与えられたのは、かろうじて暮らせるほどの生活費でしかなかった。パリの屋根裏に部屋を借りると、そこで、つつましやかに暮らすしかなかった。男装を好んだのも、路面の悪いパリの街で、馬車を使わず、衣装を汚さずに出かけるのには、裾の長いドレスより好都合だったという実際的な理由からだった。

　それでも、サンドは幸せだった。そして、すっかり元気を取り戻していた。生活費や観劇のための費用を稼ぎ出そうと、彼女が始めたのが、雑誌や新聞に書くことだった。やがて、それが彼女を作家という天職へと導いていく。最初の小説は、ジュール・サンドーとの合作であったが、ジョルジュ・サンド単独による最初の小説『アンディアナ』が発表されると、一大センセーションを巻き起こす。それは、まさしく結婚において抑圧された女性が、自らの自由を取り戻す物語であり、彼女自身の物語でもあった。その後も次々と作品が世に送り出されることになる。夫からの送金に頼らなくても、生活できるだけのものを、彼女は自らのペンで稼ぎ出すようになったのだ。

　サンドの部屋には、作家や芸術家が詰めかけるようになり、才能豊かで、魅力的な男性とも次々と出会い、恋愛においても、その創作活動においても、何人分もの人生を生きることになる。アルフレッド・ミュッセ、フレデリック・ショパンとの恋愛は、ことに有名だ。

義務か自由か、どちらを取るべきか

義務や責任の大切さを力説する立場と個人の自由や可能性の追求を是とする立場は、理屈だけで論じれば、永久に交わることのない対立に思われるかもしれない。

だが、実際の人生に立ち会って、個々のケースに即して見ていくと、相容れることのない二項対立のような単純な問題ではないことが見えてくる。たとえば、義務と責任に殉じた生き方を選択したとしよう。実際、そういう生き方を選んだ人はかつてたくさんいたし、今も大勢いる。だが、本意でない選択を強いられた人は、自分の人生を心から肯定することができない。不満や嘆きが多くなるか、表立ってそうしない場合にも、さまざまな行動という形で、自分の中にある苛立ちやネガティブな感情を表してしまう。そのことが、結局、周囲を幸福にするよりも、不幸にしてしまうことも多い。

母親から夫の愚痴ばかり聞かされて育った子どもたちは、まるで自分が母親の不幸の原因のように思ってしまうこともある。「どうして別れないんだ。そんなに嫌なら、さっさと別れたらいいだろう。自分で決められないのを、子どものせいにすんな」と心の中で叫んでいる場合も少なくない。

自分は相手のために、子どものためにと忍従してきたつもりでも、そのことで、誰も感謝せず、みんなが不幸になっているという状況もよく見られる。

かといって、自分の気持ちのままに生きればいいというものでもない。自分の欲望だけに忠実に生きられれば、さぞかし幸福かと思いきや、なんの安定も見通しもないその日暮らしに陥ってしまうことの方が多い。

ある女性は、恋愛結婚をして、二歳と五歳の子どもがいた。それまで夫婦仲がそれほど悪かったということもなかったのだが、夫との関係に新鮮味を失っていたことは否めない。そんなとき、女性はパート先で、一人の男性と出会う。男性の誘いに、刺激に飢えていた女性は軽い気持ちで応じる。ほんの火遊びのつもりが、燃え上がった炎はもうコントロールできなかった。女性は家を飛び出して、彼氏のところで暮らし始める。二人の幼い子どもとともに残された夫は怒り狂い、それでもダメだとわかると、戻ってきてくれと哀訴した。女性にまったく戻る気がないことを見せつけられ、最後には離婚に応じざるを得なかった。

晴れて自由の身となり、女性は新たな人生を歩むことができることになったのだが、それからひと月もしないうちに、女性は、彼氏と大げんかし、実家に帰ってきていた。「あんな奴最悪」と言いながらも、一、二週間すると、また縒りを戻すものの、またすぐけんかになることの繰り返しだ。結局半年もしないうちに、別れてしまった。

女性はまた別の彼氏と付き合い始めているが、その時その時の気分や欲求のままに生きることは、それほど羨むべきことではないようだ。

二つの間で揺れ続けるのが人間

物事はほどよさが大事で、どちらか一方のやり方が正しいということはたいていないものだ。忍従することが必要な時期もあるだろうが、忍従ばかりして自分が犠牲になったところで、あまり良い結果にはならない。かといって、好奇心や欲望のままに生きるだけでは、収拾がつかなくなっていく。

人生がある程度安定した土台をもち、実りあるものとなるためには、持続性が必要である。移り変わるばかりでは、何事も中途半端に終わってしまう。ある程度の忍耐と根気強さも必要である。

そのうえで、もう耐えられないという限界が近づいたときには、それ以上我慢せずに、自分の求めるものに素直に身を託した方がよいだろう。

不思議なことに、多くの哲学は、義務や責任を説くか、自分の欲望や可能性の追求を重視するか、どちらか一方に偏りがちだ。だが、そんな二分法的な図式は、頭の中でしか通用しないものであって、現実には、両者は分かちがたくからみ合っているものであり、どちらか一方を求めて、どちらか一方を諦めなければならないという性質のものではないのだ。逆に言えば、両方を求めることができるし、両方を求めて、それを手に入れてこそ、本当の幸福や満足も手に入るということだ。

自由も責任も両方大事だし、人が幸福に生きていくためには、その両方が必要なのである。それゆえ、目指すべきは、自由を求めて責任を放棄するか、責任に殉じて自由を諦めるかという二分法的図式ではなく、その両方をほどよく成し遂げ、どちらもほどよく手に入れるという生き方なのである。二つの間で揺れ続けることこそ、人間らしいとも言えるのである。

奔放に見えるが、巧みなバランスも

たとえば、ジョルジュ・サンドの生き方は、今日的な見地から見れば、中途半端に思えるかもしれない。妻や母親という立場は確保したまま、一年の半分はパリで、気ままな自由を謳歌する。きっぱり離婚して、まったく新しい人生を築いていくべきではないか。だが、そうした方向に極端に舵を取ってしまうと、先ほどの女性のケースのように、何もかも失ってしまう危険もある。今度こそと新しい男性にすべてを託しても、恋はやがて終わるものだ。

ジョルジュ・サンドは、何度も大恋愛を経験し、それが互いにインスピレーションをもたらし、お互いが創造力の源泉となり合った。だが、どんなに深い仲になろうと、彼女は特定の男性にだけ縛られる暮らしは望まなかった。そうすることが、自由なエネルギーを奪い、愛情を殺してしまうことを身にしみて学んでいたからだろう。永久に手に入らない存在であり続けることが、むしろ自由と創造性を保証してくれたのである。

だが、自由とは不安定な状態でもある。自由に生きることは、その言葉ほど、気楽でも、たやすくもなければ、美しいことでもない。相手が困っていて一番助けを必要としているときであっても、自分の人生を守るために、相手を切り捨てなければならないときもあるかもしれない。

しかし、そこで、不本意ながら相手の意に沿う行動をしても、自分を押し殺した無理は、必ずどこかで出てきてしまう。いつしか相手のことを、憎むようになってしまうかもしれないし、結局は、相手を捨てることになるかもしれない。

結局、自分が責任をもてるのは、自分の人生に対してだけである。たとえ我が子であろうが、責任をもたなければならないのは、子どもの頃だけで、大人になっても子どもの頃と同じように口出ししようとすると、余計なお世話だということになる。ならないとしても、それは喜ぶべきことというよりも、いつまでも自分で責任が取れない大人にしてしまいかねない。

結局、どちらか一方ではなく、バランスやほどよさが大事なのだろう。諦める必要もないが、求めすぎても苦しいばかりだ。

人生とは妥協の産物である。そして、完璧なものや理想的なものよりも、身近に手に入る平凡なものに、意外に幸せと安らぎがあったりする。

老境に入ったサンドが、最後に頼ることになるのは、城館の執事を勤めていた男性で、取り立てて才能や教養があったわけではないが、誠実に彼女に仕えた人物であった。

第四章

「絆」に縛られている人に

サマセット・モームと『人間の絆』

『雨』『月と六ペンス』などの傑作で知られるイギリスの作家、サマセット・モームの作品の中で、私が最も好きなのは、自伝的な長編小説『人間の絆』である。それは、短編小説の神様と言われたモームの作品群の中では特異な位置を占める。芸術作品として粋を凝らして練り上げられ、人間性の暗部を冷徹に描き出すほかの作品とは異なり、『人間の絆』には、苦悩し迷いながら生きる主人公に対する温かい共感が滲み出ている。

早く母親を亡くし、外科医の父親に育てられるが、その父親とも死に別れ、伯父夫婦に預けられて育てられることになった主人公フィリップの身の上は、多少設定を変えてはいるが、そのまま作者モームの身の上でもあった。

ウィリアム・サマセット・モームは、一八七四年、父親の任地であるパリで生まれた。父親は外科医ではなく、イギリス大使館付けの弁護士だった。母親は夫より二十歳も年下で、しかも大変美しい人であった。父親は小柄な醜男で、周囲からは「美女と野獣」と揶揄されていたという。母親は結核を患い、モームが八歳のときに、三十八歳の若さで亡くなってしまう。亡くなる直前、母親は自分の死期を悟ったように、無理をして写真館に赴いた。我が子に自分の姿を覚えておいてほしいと思ったのだ。撮影を終えて戻ってきた母親は、玄関口で倒れ、病床に伏したまま、二度と元気になることはなかった。そのときの写真を、モームは年を取ってからも、ナイトテーブルに飾っていたという。

母親の死の二年後、父親も亡くなる。妻の死の悲しみからようやく立ち直り、妻との思い出を振り払うように、パリ郊外に別荘を建て、調度も整えた直後のことであった。

十歳のモームは、イギリスの田舎で教区牧師をしていた叔父のところに預けられることになる。モームはこのときまで、イギリスで暮らしたことがなく、英語も覚束なかった。急遽、大使館付きのイギリス人牧師から英語の手ほどきを受け、叔父のもとに送り込まれたのである。

こうした環境の激変が、幼いモームの心に無理を強いたことは間違いない。この頃から、モームは激しい吃音に悩まされるようになる。

『人間の絆』に語られるフィリップの心細い生活は、少年モームが味わった、覚束ない境遇そのままであった。小説では、主人公は、吃音症ではなく、足に小児麻痺の後遺症を持つことになっているが、寄宿学校で、同級生の揶揄やいじめを受けるくだりも、モーム自身の経験が忠実に描かれていると言われている。伯母はフィリップを愛してくれるが、牧師の伯父（作中では叔父が伯父に設定されている）は情愛に乏しく、厳格なばかりで、フィリップの芸術家志向を認めようとはしなかった。

現実のモームは、小説の主人公よりも、ある意味、もっと過酷な体験をしている。十六歳のとき、母親の命を奪ったのと同じ結核に罹り、学業の中断を余儀なくされたのだ。九ヶ月間、南フランスで転地療養を受けている。

遍歴と模索の日々

この頃から、モームは文学に目覚め、作家になりたいという希望を抱き始めるが、それは、厳格な叔父に受け入れられるはずもない非現実的な願望だった。叔父は、モームに牧師になることを望む。

それに反抗するように、十六歳のとき、ハイデルベルクに一年間遊学する。それは進路を決めるまでのモラトリアムだった。それができたのは、父親の遺産を使うことができたためと、叔父が譲歩して、最後に羽を伸ばす機会を許してくれたからであった。叔父としては、好きなことをして気が済めば、牧師になるための勉強に身を入れてくれるのではないかと期待したのである。

しかし、ハイデルベルクから戻ったとき、モームは牧師になる気持ちがないことをはっきりと自覚していた。叔父を納得させるために、気乗りしない会計の仕事に就くが、まったく肌が合わなかった。六週間で見切りをつけ、代わりに、医者になる決心をする。ロンドンの聖トマス病院付属医学校に入学し、医学の勉強を始める。だが、これも、モームにとっては、モラトリアムの続きでしかなかった。彼が本当に目指していたのは、作家になることだった。医学の勉強をする傍ら、彼は戯曲や小説を書き続けた。五年間の医学校生活の末、医学士の学位を取った年、産科の助手としてスラムで働いた経験をもとに書いた処女作『ランベスのライザ』が、好評で、再版を果たす。

これに意を強くしたモームは、医学の道を捨て、作家として身を立てることを決意する。けれども、それは、苦難の日々の始まりであった。それからちょうど十年間、戯曲『フレデリック夫人』で大当たりをとるまで、苦節に次ぐ苦節が続くのである。その間、モームは足かけ三年にわたりパリで暮らしているが、パリ時代は、モームにとって、先の見えない模索の時代だった。その体験は、『人間の絆』において、期待と不安の入り交じった遍歴の日々として、魅力的に描かれることになる。

学校を出たフィリップは、ロンドンの商会で働き始めるが、画家になりたいという夢を持っていた。成人して父親の遺した遺産を使える身となったフィリップは、夢を実現すべく、パリに出て才能を試してみることにする。モンマルトル界隈で出会う芸術家仲間たち。詩人のクローンショー、画家のローソン、女流画家の卵ファニー・プライスや親友へイウォードとの交友の中で、フィリップも絵の修業を積みながら自分の生き方を模索する。

しかし、芸術家として生きることは生やさしくなかった。才能がありながらも、世に認められず、貧窮のうちに人生を終える者たちも少なくなかった。フィリップの世話を何くれとなく焼いてくれたファニー・プライスは、日々のパンにも困る極貧生活の末に、絶望して自殺する。フィリップが師として尊敬していたクローンショーは、すぐれた才能を持ちながら、詩集はまったく売れず、アルコールに溺れる。人生の意味は何かと問うフィリップに、クローンショーは亡くなる直前、これがその答えだと、謎をかけるようにペルシャ絨毯の切れ端をくれる。

そうした中、フィリップ自身も才能の限界を悟り、画業を断念して、ロンドンで医学の道を志すことになる。医学生となったフィリップは、行きつけのカフェで知り合ったミルドレッドと交際するようになるが、ミルドレッドは多情でしたたかな女性だった。ミルドレッドを食事や観劇に連れ回し、金品を貢いだが、結局、フィリップは捨てられる。傷ついたフィリップをさらなる悲劇が襲う。株が暴落して、ほとんど持ち金すべてを失ってしまったのである。医学の勉強を続けるどころか、その日の暮らしにも事欠くありさまとなる。伯父に支援を頼むが、以前から彼の生き方を快く思っていなかった伯父は、このときとばかり一切の支援を断ってくる。家賃が払えず、質入れするものもなくなり、公園やテムズ川の川岸のベンチで寝泊まりしながら、職探しをするが、折しもの不況と体のハンディのために、どこも彼を雇ってくれるところはなかった。プライドの高いフィリップは、知人や友人に事情を打ち明けることもできない。フィリップの脳裏を何度も自殺という考えがよぎる。

そんなフィリップを救ったのは、知り合いの一家の親切だった。フィリップの窮状を知った一家は、自分たちも決して裕福でないにもかかわらず、仕事が見つかるまで、うちにいたらいいと言ってくれたのである。フィリップはその世話で、デパートの店員として働き始める。

医学への未練はあったが、生きていくためには、現実を受け入れるしかなかった。いや、贅沢は言っていられなかった。路頭をさまよった後では、安い賃金でも定収入があり、住む部屋と食事にありつけたことは、ありがたかった。ただし、生活するのがかつかつで、住み込みで一月《ひとつき》働いてもいくらも残らなかった。医学の勉強を再開することは、夢のまた夢となった。

「人生に意味などない」という救い

そんな失意のどん底で、フィリップはかつての親友へイウォードが亡くなったという話を聞く。クローンショーがくれたペルシャ絨毯のことを思い出したフィリップは、人生の意味とは何か、という問いに対してクローンショーが伝えようとした答えを悟るのだ。

「人生の意味など、そんなものは、なにもない。そして人間の一生もまた、なんの役にも立たないのだ。彼が、生れて来ようと、来なかろうと、生きていようと、死んでしまおうと、そんなことは、一切なんの影響もない。生も無意味、死もまた無意味なのだ」（『人間の絆』中野好夫訳）

だが、その考えにとらわれたとき、フィリップを襲ったのは、不思議なことに、絶望ではなく、喜びの陶酔であった。「そしてはじめて、完全な自由を感じたのだった。彼の存在の無意味さが、かえって一種の力に変った。そして今までは、迫害されてばかりいるように思った冷酷な運命と、今や突然、対等の立場に立ったような気がして来た。というのは、一度人生が無意味と決れば、世界はその冷酷さを奪われたも同然だったからだ。彼が、何をし、何をしなかったかなどということは、もはや一切問題でなかった。失敗も言うに足りなければ、成功もまた無意味だった」（前掲書）

人生は、ペルシャ絨毯の模様のようなもの。どんな模様が織り込まれようと、それはそれぞれであって、どちらが良く、どちらが悪いというものではない。フィリップが自殺の誘惑に駆られたのは、自分の人生が、自分の期待していたものとほど遠いものとなり、生きることに肯定的な意味を見出せなくなったためだった。しかし、人生が最初から無意味だということになれば、自分の期待した人生というのは、単なる思いこみに過ぎない。どの生き方でなければならないということはない。どんな生き方でもよいのだ。そう考えることで、彼は、自分の人生を破滅から救ったのである。

フィリップが抱いた考えは、ニヒリズム（虚無主義、神や正義といった絶対的な価値は存在しないという考え方）の哲学だと言える。

人間の思考の逆説的なところと言えるだろうが、ニヒリズムは、すべてが無意味だと悟ることで、力と勇気を手に入れる。深く傷つき、絶望を抱えているときは、下手に希望を探し求めようとすると、かえって裏切られて、力を失ってしまう。むしろ余計な期待を捨てて、徹底的に無に埋もれるのも一法である。そうすると、怖いものがなくなってしまう。苦痛なことも、この先どうなるか、もう少し見てやろうかという他人事のような気持ちになる。何をしても変わらないのなら、遠慮するだけ馬鹿馬鹿しい。とことんやってやれという開き直りの力が生まれる。無であることは強いのだ。

仏教の禅などでも、一切は所詮夢であるという考え方をする。夢とは、儚《はかな》く消えていく実体のない幻だが、禅でいう夢は、ただ儚いものというよりも、むしろどうせ無意味な幻なので、好きなように思いっきり生きたらいいという積極的な意味をこめている。呪縛やとらわれを解く力が、そこにはある。

ニヒリズムには、破壊的な考え方につながる場合もあるが、無意味さを主体的な選択の自由として前向きに捉えることで、生きることを肯定する考えにつなげることもできる。来世も永遠の命も信じない者にとって、すべて命あるものは、いずれは滅び去る定めにある。ならば、何に縛られることも遠慮することもなく、今この瞬間を思いのままに悔いなく生きればいいという考え方にもなる。

断ち切るものとしての「絆」

モームは、とても若い頃から、筋金入りの懐疑論者（神の存在を疑う人）であった。彼自身が味わった頼りなく、不幸な生い立ちに加えて、牧師の叔父との確執が、それを強めることになった。モームの文学だけでなく、その生き方を支配するのは、人間に対する冷笑的で皮肉な見方であり、崇高なものや気高い存在の仮面を剝ぎ、その本性を暴き出す姿勢である。彼は人間の崇高さや慈しみ深さよりも、身勝手さや醜さの方を多く味わいながら育ったのだ。

そうした人間にとって、すべての人間の営みは、自己愛のなせる業《わざ》に見えてしまう。人間と人間の結びつきも、自己愛の支配でしかなくなっていく。

『人間の絆（Of Human Bondage）』というタイトルは、オランダの哲学者、スピノザの一節からの引用である。スピノザの言う「絆」の意味するところは、人間の自由を縛る制約ということであり、そこから解放されて自由となることが必要だと、スピノザは説いているわけである。つまり、日本語で言う「絆」という言葉の持つ肯定的な意味合いよりも、「縛り」「しがらみ」「桎梏」という否定的なニュアンスが強いと言えるだろう。モームも「絆（Bondage）」という言葉を、そうした意味で用いている。

フィリップの物語は、モーム自身が抱えていた心の縛りを二重の意味で克服する物語なのである。一つは、主人公が、その人生で背負わされた試練に翻弄されつつも、それを乗り越える過程としてであり、もう一つは、作者自身が、この物語を書くことによって、実人生の中では、解消しきれなかった枷《かせ》を見つめ直し、そこから自由になることによってである。実際、作者モームは、四十歳のときに書いたこの作品により、自分がこだわり続けていた過去へのわだかまりから自由になれたという旨を述懐している。

『人間の絆』は、成長小説としてのストーリーの魅力や主人公フィリップの抱えたハンディやナイーブな性格から、主人公につい共感し、非常にヒューマニスティックな印象を受けるのだが、その細部を客観的に点検していくと、まったく違う、冷酷とも言える面が、ぽろっと顔を出していることに気づかされる。その部分は、モームがつい物語であることを忘れて、本気になってしまった部分でもある。そこで、ついムキになってしまうのは、モームがその点に葛藤を抱え、冷静ではいられなかったからである。

その傾向がはっきりと見られるのは、養父である伯父との関係を描く際においてである。ことに、養父の死に際して、主人公は、異様ともいえる振る舞いや思考を見せる。

フィリップは、養父の最期の日々に立ち会う。養父に援助を断られ、学校を中断せざるを得ない状況に追い詰められたのだが、養父が死ねば、遺産が手に入り、学業を再開することができる。養父の死を密かに願いながら、自分の養い親であった人物の死を看取るのである。その時間の中でフィリップが味わったものは、牧師をしていた養父という人間の、せせこましさや、利己的な本性や、死を恐れる気持ちであった。

幾分でも尊敬すべき点を備え、フィリップにとっては畏怖の対象でもあった人物が、ちっぽけで、小心で、小狡い人間であったということを、つぶさに観察する。その眼差しは、ぎょっとするほど冷たい。まるで、復讐を遂げるかのように、伯父の憐れな死を見届けるのである。

それを描くことによって、モームは養父である現実の叔父に対して抱き続けていたわだかまりを卒業したのであろう。養父の教えは、モームをどこかで縛り続けていたのだ。

モームが『人間の絆』で描いたものは、不幸な親子関係を乗り越えていく一つの過程だとも言える。それは決して美しい過程ではない。こんな人間を自分は畏れ、愛してもらいたいと願い、認められないことに苦しんできたのかということを見届ける行為なのである。こんなくだらない人間を畏れ、こんなつまらない人間に気に入られようと努力していたのかと気づくことが、一つの人生の過程を終わらせ、親という桎梏から抜け出すために必要なのである。

そのとき、親に対して優しい感情を取り戻し、身に受けたことを許せる人は幸福だろう。もっと幸福な和解という形をとることができれば、幸運であろう。この小さな人間が、一人の人間を育てるのに、どれだけの困難と苦労を味わっただろうと愛おしさを感じ、自分が身に受けた悲しみや困難も、やむを得なかったことなのだと受け入れ、恕《ゆる》すことができれば、さらに心は楽になり、こだわりなく前へと進んでいけるだろう。しかし、モームのように、冷たく親の滅ぶ姿を見届けるということでようやく、過去の桎梏を消滅させることもある。モーム自身、この小説を完成して以降、ずっと引きずっていた養父に対するわだかまりから自由になることができたのである。

養父との関係を引きずった漱石

『坊っちゃん』『こころ』などで知られる文豪夏目漱石も、寂しい生い立ちを引きずった人だった。漱石は、生まれて間もなく里子に出されるが、粗末な扱いを受けているのを姉が見かねて、一旦生家に連れ戻される。しかし、一歳のとき、再び養子に出され、養父母に育てられるのだが、養父母の折り合いが悪く、離婚したため、九歳のときに、生家に戻される。どちらの親からも捨てられたという思いが、漱石の中に尾を引くことになる。しかも、養父と実父が対立し、その狭間で、漱石は戸籍さえも宙ぶらりんの状態で、肩身の狭い思いを味わう。漱石特有の、世をすね、斜に構えた、皮肉屋な一面は、こうした生い立ちと深く関わっている。「坊っちゃん」が、親から愛されず、彼のことを気の毒に思った女中に可愛がられたというくだりは、漱石自身の境遇が反映されている。

若い頃の漱石の作品はユーモアや破天荒なキャラクターで、明るさを備えているが、後期になるほど、漱石の作品はペシミスティックで、陰鬱な空気を孕むようになる。人に対する信頼や愛情というよりも、裏切りや人間不信、虚無感が大きなテーマとなっていく。それは、漱石自身が根底に抱え続けてきたものだと言える。晩年の作品である『道草』には、養父が主人公に借金を頼みに来る場面が出てくる。そこで語られる養父に対する思いは、ぞっとするほど冷え切ったものであり、モームの眼差しと共通するものを感じさせられる。

しかし、漱石やモームを文学へと駆り立てた原動力が、親に愛されなかった子どもの悲しみだとすれば、心の重荷は、生産的なエネルギーにも転換することができるということを教えられて、幾分心安らぐのである。

少女が背負わされた十字架

十五歳のその少女は、いつも明るい笑顔を振りまき、快活に振る舞った。表面的な印象だけだと、むしろ明るく元気な女の子だと思ったかもしれない。だが、少し注意深く接すると、彼女が、相手の顔色を見ながら、気に入られるように、すごく気を遣っていることに気づかされる。そして、もう少し長く接するならば、まったく違う一面に出くわして、戸惑うことになる。

あれほどこちらに気を遣い、気持ちよく振る舞っていた少女が、突然、荒々しい言葉を遣い、罵り始めるのである。

「なんで、ダメなんですか！　そんなのおかしいじゃないですか」

きっかけは、たいてい、些細な要求を、求める通りにしなかったことからである。ダメだと言われれば言われるほど、少女は固執し、そのことにこだわり、居丈高に言い募るのである。そんなことをしても、事態は自分にとって不利になるとわかっていても、気持ちを切り替えることができない。

かと思うと、急に沈み込み、自分はいつもどうしてこうなんだろうかと、自分を責め始める。「みんなに迷惑ばかりかけてしまう」「自分なんかいない方がいい」「生きていても意味がない」と、極論してしまう。

安心感に守られずに育った人は、人の顔色や反応に傷ついたり、自分が受け入れられているかどうかに過剰に反応しやすい。自分の要求や言葉を拒絶されると、自分のすべてを否定されたように感じてしまい、そこを死守しようとして、かえって傷口を広げてしまう。

この少女の場合も、その生い立ちには、安心感を脅かされ続けてきた過酷な歴史が背負わされていた。

物心つく前に少女の両親は離婚。母親に引き取られ、母方の祖母の家で暮らしていたが、その母親を、少女は小学生のときに亡くしていた。母親の死因は自殺だった。その後、少女が語ったことによると、その夜、母親が祖母と言い争うのを聞きながら、イライラしていた少女は、母親に向かって、「うるさい。出ていけ！」と言ってしまったのだという。その直後、母親は家を飛び出すと、そのまま帰ってこなかった。母親はその夜、自ら命を絶ってしまったのだ。

「私が殺したんです。あのとき、母に出ていけって言ったから、母は絶望して死んだんです」

その経緯を打ち明けた後で、少女は涙ぐんだ。弱っていた母親の気持ちに、自分の投げつけた言葉が、背を押してしまったのではないかと言うのだ。

小学生の少女が、母親を失うだけでも重い痛手なのに、その命を奪った責めが自分にもあるかもしれないという重荷まで背負わなければならなかったとは、なんという過酷な運命だろう。それにしても、少女は本人が言うように、責められるべきことをしたと言えるだろうか。

「母が呼んでいるようで、死にたくなる」という少女。だが、彼女こそが、真の被害者と言えないだろうか。

死を選んだ母親にも、さまざまなつらい事情があったのだろう。恐らくはうつ状態に陥っていたのかもしれない。遺された者が、どういう思いを引きずって、生きていくことになるのかを、思いやる心の余裕もなかったのだろう。

だが、我が子のことを、わずかでも思いやる気持ちがあったならば、少なくともそういう状況で、死んではいけなかった。母親の疲れ果てた気持ちは、我が子を守ることよりも、自分を守ることを、我が子の心の痛みよりも、自分の心の痛みを優先してしまったのだろうか。

心が弱ったとき、人は幼児のような心理状態にさえ戻ってしまう。我が子の心を顧みる余裕がないどころか、我が子に傷を負わせるために、自殺しようとする人さえいる。愛する者に永久の痛みを与えることで、せめて自分の存在を、そこに刻みつけようとするのだ。そして、自分は手の届かないところへ逃げ去ってしまう。

死はときに、エゴイスティックで、卑怯なものとなる。遺された者から、未来の幸せさえも奪い去る。そこまでして、自分を一番求め、愛してくれた存在を苦しめ、仕返ししなければならないのだろうか。

だが、この少女の悲劇は、それだけでは終わらなかった。

母親を失い、祖母に育てられた少女にとって、顔も知らない父親は、幼い頃から夢に描いてきた存在だった。いつか迎えに現れて、自分を素敵な生活に救い出してくれる。小公女セーラのような運命を幻想することもあった。

ところが、中学生になったある日、突然、父親が学校に訪ねてきたのだ。初めて見る父親は、想像していたよりもずっと若々しく、まるでお兄さんのようだった。父親は少女を食事に連れ出し、お小遣いをくれた。それから、父親はときどき現れるようになった。校門のところに車を駐めて待っていることが多かった。父親の車に乗り込みながら、少女は気恥ずかしさと、有頂天な気持ちを味わっていた。

何度目かに会ったとき、父親は車の中で、少女の体を求めてきた。少女は怖かったが、拒むことができなかった。それから、父親は現れるたびに、少女をホテルに連れていき、関係を強要するようになった。覚醒剤を打たれることもあった。それでも、父親のことは嫌いになれなかった。父親が弱く、頼りなく見えると、余計言う通りにしてあげたいと思うのだった。

警察に保護されて、施設に送られてからも、少女は、父親に対して憎しみよりも、求める気持ちを持ち続けていた。少女は語った。

「頭では、父とは会わない方がいいのかなと思う。でも、会いたい気持ちがあるのは事実。父が私にしたことは、みんなはひどいことだと言うが、私にはわからない。私にはどうしたらいいのかわからない。父もそういうふうにしか接することができなかった。小さい頃から、父と一緒に暮らしていなかったから。それも大きいと思う。やっと会えたという気持ちが強くて、父を悲しませたくなかった。今も……」

当然のことながら、祖母は、少女が父親に会うことに強く反対した。少女は祖母の気持ちに逆らえなかったが、それは本心ではなかった。社会に戻れば、目を盗んで、また会いに行ってしまうと思うと、少女自身語っていた。周りがいくら説いて聞かせても、父親を求める彼女の気持ちは変わらなかった。少女は、本当の気持ちと周囲の思いの板挟みに合い、身動きがとれなくなっていた。日ごとに、少女の顔は暗くなり、生活も投げやりで反抗的になった。このままでは、悪くなっていく一方で、社会に戻っても、落ち着かなかっただろう。

ところが、思いがけないことが起きて、少女は安定していったのである。父親が突然事故で亡くなったのだ。あっけない最期だった。少女は、最初悲しんだが、死を受け入れるにつれて、前向きな考えに変わっていった。母親の死によって罪を背負わされた少女は、父親の死によって、新たな人生を開かれたのである。

親という桎梏からの開放

親に認められ、親とよい絆を結ぶことができる人は幸せである。しかし、誰もがそうした幸運に恵まれるわけではない。生きづらさを抱えている人の多くは、親との関係で苦しんでいる。そうした人がどんなに多いかということを知って驚かされるのである。

人として生まれてきたからには、ほとんど本性として、親に認めてほしいと願う。親に認められず、否定されることほど悲しいことはない。どんなにほかの人から評価されようとも、親から認めてもらえない人もいる。そうした人の苦しみは、親からいつも肯定され、認められて生きてきた人にはわかりにくいものだ。

幸運な人生を歩んできた人から見れば、親を愛し、親から愛されるということは、あまりにも当たり前のことで、それは、太陽の光や空気と同じように、いつも変わりなく与えられるものなのである。

しかし、そうした人生を歩めなかった人にとっては、親から愛されるということは、移ろいやすく、何度も裏切られ、頼りなく、当てにならない、空しい希望である。だが、その儚い希望を諦められないだけに、いつまでもそのことを引きずり続けてしまう。愛されない自分を、どうすれば愛してもらえるのか、空しい努力と試み、期待と諦めの間で、揺れ動き続けるのである。

子どもの片思いであり続ける親子関係ほど、悲しいものはない。子どもはただ一人の親として、求め続けるのだが、親の方には、そんな気持ちはさらさらなく、「あの子はねえ」と顰《しか》めっ面《つら》になって、我が子の悪口ばかり言うということも現実にある。我が子の悪口を言う親は、我が子の心の傷を思う以上に、自分の心の傷にとらわれている。

親に愛されてきた人は、親と仲良くすることがよいことだと思う。だが、それを、親に愛されなかった人にも求めようとすると、過酷な過ちを犯すことになる。

いい親子関係に恵まれなかった人にとって、生きるためには、親を諦め、親を見捨てることが必要な場合もある。親に認められようと、もがき続けることは、不毛すぎる消耗戦で傷つき続けることを意味する。それならいっそのこと、親など滅多に現れない環境に自らを置いた方がいい。遠く離れて、安全な距離から、控えめな関わりを持つだけで十分だ。それでも、傷つけられてしまうようなら、一切の関係を絶つこともやむを得ない。

親に認められようと期待して、空しく裏切られることを繰り返すことほど、消耗し、傷つくことはない。

搾取者になり果てた親

物々しい前触れとともに、施設に送られてきたある少年のことを思い出す。この少年の場合、最初に届いたのは、一本のビデオテープで、そのテープには激しい興奮状態になって職員に取り押さえられている少年の姿が撮影されていた。十人ばかりもの職員に、手足を押さえ込まれても、獣じみた唸り声を上げてなお激しく抵抗する様に、一体どんなモンスターが送られてくるのかと、誰もが戦々恐々とした。ところが、実際にやってきた少年は、十七歳という年齢には到底見えない、小柄で童顔の子どもであった。警戒する様子はあるものの、嫌がることを無理強いしない限りは、こちらの指示にも黙って従う。ただ、その表情がなんとも言えず暗い。そして、体に触れようとすると、ビクッと固まる。

生育歴を見て、納得がいった。母親は少年を生んで間もなくいなくなり、その後は養護施設に入れられたまま、忘れられていたが、少年が小学生になる直前、父親がひょっこり現れて、息子を引き取った。だが、それがさらなる不幸の始まりだった。父親は日々の鬱憤を紛らわすために、激しい虐待を繰り返すようになったのだ。愛情を奪われ、虐待されて育った子は、体の成長も止まってしまう。誰に対しても安心できず、優しさに対しても牙を剥いてしまう。

父親は、虫の居所が悪いと、手加減もなくビール瓶やバットで殴ったという。そのとき受けた傷が、今も何ヶ所も頭や体に残っていた。刻み込まれた恐怖心は、小さな子どもにとっては圧倒的で、彼は父親の言いなりだった。児童相談所に助け出されても、父親が迎えに来ると、自分から帰ると言いだして、元の暮らしに戻る。逆らうと、後でもっとひどい目に遭わされることを恐れているのだ。父親は彼に盗みをさせ、中学を出てからは、本人が働いて得た給料はすべて取り上げ、自分の遊ぶ金に使っていた。そんな理不尽なことをされても、彼は逆らえなかった。

施設に来て、落ち着いて暮らしているかと思うと、些細なことを注意されただけで、激しい興奮状態になる。どうやら叱られることが引き金となって、虐待された場面がフラッシュバックしてしまうようだ。だが、職員との信頼関係が作られ、本人が安心して生活できるようになると、そうしたことも次第に影をひそめていった。

父親のところに戻るか、更正のための施設で生活する道を選ぶか、なかなか決められずにいた。父親の仕返しが怖いということもあったが、自分がいなくなると「親父がかわいそうだ」と言って、父親のことを気遣いさえした。本人の中でも、父親を捨てられないという思いがあったに違いない。

しかし、本人は最終的に、施設に行くことを決断した。それが、「おれにとってもいいし、親父にとっても、いいと思う」と考えてのことだった。一緒に暮らすことが、相手を甘やかしダメにしてしまうということに、子どもの方が先に気づいたのだ。

悲しいことだが、親との縁を切ることが、立ち直るための必要条件であるというケースも少なくないのである。

断ち切る勇気をもつ

この世には、一緒にいればいるほど、害を及ぼしてしまう関係というものがある。親子関係だけでなく、男女や友達、ビジネスの関係でも然りである。

そういうときに、いくらなんとか手当てをし、よい方向に向かおうと手を貸しても無理という場合もある。益々お互いをダメにしていくだけということもある。

幸福に恵まれてきた人にとって、絆を大切にすることがよいことだと考えがちだが、絆こそが、その人を縛り、不幸にしていることもあるのだ。そこに縛られているのは、たいてい生真面目で、誠実な人である。人に対して誠実に生きようとし、その努力によってきっと相手にも認めてもらえると信じている。しかし、相手次第では、その人の誠意や努力が、互いの関係を対等でなくしてしまうこともある。貢げば貢ぐほど、相手は驕り、こちらは貶められるということもある。

そうした不幸な縁を、勇気を出して断ち切るということも、ときには必要なのである。だが、悪い縁ほど、なかなか断ち切ることが怖くてできないものだ。それだけ心理的に縛られているのである。自分にとって、厭だと感じつつも抜け出せない関係があるとすれば、それが本当に自分にとって良い縁であるか、じっくり見直す必要があるだろう。

ことに、思いが強い親子関係においては、その困難はなおさらだ。親に愛されたいと願うがゆえに、その不幸は果てしなく深く、悲しいものとなる。親を求める気持ちが強いほど、親を捨てることは、悪いことだという罪悪感のために、その勇気をもつことは大変難しい。しかし、それに負けていては、どちらにとっても不幸な関係がいつまでも続くことも多いのだ。

とりあえず親から遠く離れてみるというのも一法だろう。何年か顔を合わさずに過ごすうちに、心のバランスが回復し、もう少し冷静に、客観的に親との関係を見られるようになるということも多い。大きな距離をおいて初めて、自分に対して見せてくれた親心に気づき、感謝の心を取り戻すことができるという場合もある。生涯もう会うことがなくても、その人の心には、親は宿り続ける。心の中に親の声が響き、その声と対話し続ける。

『ジュラシック・パーク』や『ER』の原作者として知られるアメリカの作家マイクル・クライトンは、母親と離婚し、家を出た父親との関係をずっと引きずり続けていた。クライトンもまた、心に不確かな空虚感を抱きながら、それを克服し、紛らわすために、さまざまな試みを行った。ヨガの修行をしたり、ドラッグを試してみたこともあった。秘境を旅したり、スキューバや登山で、命知らずな真似をしたこともあった。だが、そうした試みも彼の空虚を癒すことはなかった。やがて、クライトンは、その虚しさの根底にあるものに気づく。それは、自分を見捨てた父親との関係にあるということに。だが、彼はどうしても父親に会おうという気になれず、それを心の中で拒み続けていた。

しかし、父親がガンに罹り、臨終の床に就いているのを知ったとき、クライトンは父親に会いにいく。父親はクライトンに、これまでのことを詫び、クライトンもまた、父を許したのだった。その短い面会が、クライトンの人生に一つの大きな区切りを付けることになった。

クライトンのように、ずっと先で、許し合う日がくれば、それは幸せだろうし、たとえ、その日が来なくても、第一章でお話ししたTのように、その悲しみを、人はほかの人たちを大切にすることで、力に変えていくこともできるのである。

喜びを与え合う関係でなければ長持ちしない

親子の関係でさえ、子どもが親の顔色をうかがい、一方的に尽くすような関係には無理があるし、その逆もまた然りである。ましてや、大人の関係になると、一方の幸福のために一方ばかりが忍従するということでは、いずれ関係が行き詰まってしまう。

心に傷を抱えたある男性は、一人の女性と出会った。その女性の献身的な愛情によって男性は次第に安定し、その女性のことを「天使」だと褒めたたえるようになった。男性は仕事でも頑張れるようになり、人並み以上の生活が送れるようになった。

だが、そんな折、思いがけないことが起きた。女性が仕事先で知り合った男性と、不倫していることが発覚したのだ。「天使」だと思っていた女性の、思いもかけない裏切りに、男性は狼狽した。不倫相手の男というのが、自分に比べればなんの魅力もない、冴えない人物だったことに、男性はなおのこと衝撃を受けた。一体何が起きたのか、理解できなかったのだ。

以前の男性ならば、再び不安定になり、何をしたかわからないところだったが、あまりの不可解さが、男性を、なぜだという疑問へと駆り立てた。男性は、何が起きていたのかを、ちゃんと知りたいと思ったのだ。相手の男と三人で話し合いがなされた。その結果、明らかとなったことは、女性が、一方的な献身を求められる中で、男性から与えてもらえない優しさや愛情に、いつからか飢えていたということだ。そこに現れた職場の男は、彼女を一人の女性として大切に扱ってくれた。

男性は、一方的に無限の愛情を注ぎ続けてくれる存在を「天使」という名で理想化しようとしていたが、それは、男性の都合のいい幻想だったのだ。女性の方も、男性の「天使」であり続けることに、いつしか疲れ、生身の女として、ほかの男の優しさにすがってしまったのである。

自分が責任をとれないことには責任をとらなくてもいい

この女性の立場から見れば、不安定だった男性を自分が守ってあげなければと思って生きてきたのだった。その男性を支え、守ることが自分の生きがいだと思い、男性のために献身することが、自分の義務であり喜びだと思いこもうとしていた。しかし、いつしかそこには無理を生じていた。あまりにも報いのない愛を保ち続けることは、太陽のないところに花を咲かせようとするようなものだ。やがて心は栄養不足に陥り、花どころか、葉も茎も根も枯れてしまう。枯れないためには、どこかほかに愛情や優しさという光を求めるしかない。

律儀で、優しい人ほど、周囲の存在に対して、自分がなんとかしなければと思いすぎてしまう。だが、自分が他人に対して責任をとるということには限界がある。どこまでも際限なく他人の面倒を見ることはできないし、その必要もない。そうしようとすることは、他人の自立をさまたげてしまうことも多い。

行きがかり上、人は自分が一旦思いこみ、口にしたことを、やり続けようとする。すでに出来上がった固定観念が、その人の選択肢を狭め、こうして生きるしかないと思いこませる。だが、それは思いこみに過ぎないのだ。誰かが誰かの犠牲になって生きなければならないということはない。自分が本来責任を取るべきではないことにまで、責任を取ろうとすることは、自分を不幸にするだけでなく、献身している相手をも、最終的には傷つけてしまうことになりかねない。

依存する夫

Kさんは、看護師として働いている。結婚後、夫は脱サラして自営業を始める。夫が熱っぽく語る夢を実現してあげようと、Kさんが独身時代から貯めていたお金をすべて注ぎ込んで実現したのである。だが、商売は、うまくいかず失敗。借金だけが残った。以来、夫は意欲をなくし、仕事を転々としていたが、最近は、仕事にも就かず、酒浸りの生活になっている。小学生の子どもが二人いて、何かとお金もかかるため、Kさんは昼間の仕事以外にも、夜勤の仕事をして、どうにかまかなっている。そんな生活に、疲れを感じるときもあるが、Kさんは、自分が頑張らねばと思い、歯を食いしばって耐えていた。

ところが、そんなKさんも愕然とする出来事が起きる。夫の携帯が鳴っているのに気づいて、着信メールを開いたところ、名前も知らない女性からのもので、迷惑メールかと思ったが、気になって調べてみると、夫は頻繁にその女性とメールのやり取りをしていることがわかる。どうやら、Kさんが夜勤の日に、目を盗むように外で会っていることもわかった。

Kさんは、これまで夫に尽くしてきたことが、一転空しく感じられた。夫を甘やかしすぎてきたことが改めて思い返された。夫を怒らせまいと、自分ばかりを犠牲にしてきたことが、かえって、夫を思いやりのない身勝手な人間にしてしまったと感じたのである。

それでも、Kさんは、夫を失うことが怖くて、何も言えずにいた。すると、ある日、夫が青ざめた顔をして、大変なことになったと自分から打ち明けてきた。付き合っていた女性には、男がいて、その男が、落とし前をつけに行くと騒いでいるというのだ。殺されるかもしれないと、夫は怯えていた。

結局、夫の代わりにKさんが相手方と話をつけたのである。やっぱり自分がいなければ、この人は何もできないのだと思う一方で、自分がいることで、夫はかえってダメな人間になってしまうのではないかと思うようになった。

そう考えていくと、父と母の関係も同じだったことに思い当たる。Kさんの父親は、アルコール依存症で、家の中では威張り、外では大人しかった。母は言いなりになって、父にかしずいていた。Kさんも、父親に対しては、内心軽蔑しながらも、表だって逆らうことは許されなかった。母親に対して、どうして、こんな夫と一緒にいるのだろうと、思ったものだった。だが、気がついてみたら、自分も同じことをしているのだった。父親は結局、Kさんが小学六年のときに、食道静脈瘤が破裂して亡くなった。自分が看護師になったことと、父が血を吐いて亡くなったことに関係があることを、改めて悟る。お荷物でしかなかった父親に対して、なぜか憎めない感情があった。その気持ちが、また同じことを繰り返させようとしているのか。それだけは、まっぴらだった。

半年後、Kさんは夫と離婚した。離婚してみて、どれほど自分を押し殺して暮らしていたかを知った。最初は、親子四人で幸せだった頃のことを思い出して、悲しみにとらわれることもあったが、今は毎日の生活が楽しく、これでよかったのだと思える。元夫の方も、営業マンとして働いているようだ。

遠慮しても誰も幸せにはならない。それならば、まず自分が望む生き方をすることである。もっと自分の気持ちに素直に生きていいのである。

ある程度、辛抱も必要だが、もう無理だと思ったとき、自分の気持ちの変化に従っていいのである。このことに関して、もう一人の女性のケースを紹介しよう。

人類学者マーガレット・ミードの場合

アメリカを代表する文化人類学者の一人で、「ジェンダー」（文化的社会的な意味での性）という概念の生みの親としても知られるマーガレット・ミードの人生は、当時としては世間の常識を超えたもので、非難する人たちも大勢いたが、彼女は臆することなくその生き方を貫いた。

　マーガレットの父親は、ペンシルバニア大学の教授であり、母親も、家事や子育てよりもフィールドワークに熱心な研究者だった。社会のために生きるということに価値をおいた、敬虔な家庭に育ったマーガレットは、将来牧師の夫をもちたいという理想を抱いていたので、高校生の最終学年のとき、四歳年上の大学生で、牧師志望の青年ルーサー・クレスマンと出会うと、彼に惹かれたのは必然的な成り行きだった。二人は、間もなく婚約し、五年後結婚する。

　結婚したとき、ルーサーはまだ大学院の学生で、マーガレットも、途中で大学を変わったため、学生の身だった。生活費は、奨学金や雑用係のアルバイトでどうにか捻出した。二人とも研究に明け暮れる慌ただしい生活だったが、ほとんど一度もケンカをしたこともなかったという。ただ、夫が、「君に会うには、予約を取らないといけないね」とこぼしたほど、マーガレットのもとには、次々友人や研究仲間がやってきて、夫婦がゆっくりすごす間もないほどだった。

　研究にのめり込む一方で、マーガレットは、子どもをもつことを望んでいた。子どもをもつことが、研究のさまたげになるとは考えていなかったのだ。それゆえ、避妊することもしなかった。が、幸か不幸か、なかなか赤ん坊はできなかった。できていれば、彼女の人生設計は大幅に変更を余儀なくされただろうし、研究者としての生活は、かなり制約されただろう。

そう考えれば、おおむね望んでいた理想の生活のはずであったが、マーガレットの心には変化が萌《きざ》し始めていた。彼女は自作の詩にこう綴る。「私の心をばらばらにこわすことは御自由です。でもあなたの手の中につかまえておくことは決してできないのです」（『女として人類学者として――マーガレット・ミード自伝』和智綏子訳）。彼女は結婚生活に、いつからか、とらわれの身となったような息苦しさを感じ始めていたのである。

マーガレットは、研究のためにポリネシアに行くことを熱望するようになったが、それは、日常と化した結婚生活から逃げ出したいという潜在的な願望のためでもあったのか。その後の展開を考えると、その推測もあながち的外れではないかもしれない。

彼女は、上司の教授や父親からの助力により、ついにポリネシアのサモアにフィールドワーク（現地調査）に行くチャンスをつかむ。夫のルーサーとは一年以上も離れ離れになるが、その間、夫もヨーロッパに研究に出かけることになった。この一年間のサモアでの滞在が、マーガレットを文化人類学者として名を上げる業績を生むことになり、彼女の人生にもう一つの大きな転機をもたらす。

言葉も満足に通じない現地の人々の中で生活する日々において、研究上の困難とは別にもう一つの困難が待っていた。それは、性的な欲求不満というよりも、優しさへの飢餓であった。現地でそれを満たしてくれたのは、調査した村の赤ん坊たちとの触れ合いだったという。マーガレットは、赤ん坊を抱くのがとても好きだったが、それは、赤ん坊のためというよりも、彼女自身が心のバランスを保つための切実な行動でもあったのだろう。

思いがけないことが起きたのは、帰りの船便においてである。南太平洋で大しけに遭った挙げ句、命からがらシドニーにたどり着くと、イギリス行きの船に乗り込んだ。今度はイギリスでの港湾労働者のストライキのためその船が寄港ルートを変更したため、数日シドニー港に足止めを食らってしまう。そのとき同じ船に乗り合わせていた一人の男性と、いつしか親しくなっていた。ニュージーランド出身の若き心理学者レオ・フォーチュンである。レオは、これから留学先のイギリスに向かうところだった。マーガレットから見れば、レオはニュージーランドの田舎出の、本から得た知識しかもたない、純粋で、未熟な学徒に過ぎなかったが、ほかには話し相手もいない環境が、二人をどんどん親密にした。関心を共有し、議論することの喜びに一年も飢えていたマーガレットは、その心地よさに夢中になった。そんなふうに何週間も一緒に語り合っていれば、恋に落ちない方が無理だろう。

船がマルセイユに着いたとき、文字通り二人はまだ話し続けていたという。マルセイユには、夫のルーサーがわざわざ出迎えに来ていたが、二人は船がもう動いていないことに気がつかないほど、自分たちの話に熱中していたのだ。このときの状況は、自伝ではこう描かれている。「ルーサーは岸壁に立ちつくしていた。彼は一体私に何が起きたのかといぶかっていた。これは、もう一度やり直せるものならやり直したい気まずい瞬間の一つだった」（前掲書）

夫は先にヨーロッパに来ていて、すっかりその建築や文化に夢中で、妻とその感動を共有しようとした。しかし、妻の方は、サモアでの体験や帰路の船上での思い出が心を大きく占め、しばらくは気持ちが混乱していた。が、結局、ルーサーと南仏やパリを回るうちに、夫への信頼と愛情が甦り、マーガレットは、ルーサーとの結婚生活を続けることを、再び決意する。

その後、ルーサーは結局牧師にはならず、大学教員として職を得た。マーガレットはニューヨークの自然史博物館の学芸員になり、研究や執筆を続けることができた。ただ、夫が牧師にならなかったことは、マーガレットにとっては失望だった。

その後もレオとは文通を続けてはいたが、夫がいて、結婚生活を捨てる決心がつかないとあっては、もはやどうすることもできないかと思われた。

そこにもう一つ思いがけないことが起きる。それはショッキングなことだった。マーガレットは妊娠を望み、できれば子どもを六人くらいほしいと思っていた。ルーサーは、とてもよい父親になるだろうとの思いがあった。それは、マーガレットがルーサーを捨てられなかった理由でもあった。子どもを育てるとなれば、年下で、性格も未熟なレオでは頼りないという気持ちがあったのだ。マーガレットは子沢山の明るくにぎやかな家庭を夢見ていたので、その伴侶にふさわしいのは、やはりルーサーだった。

ところがなかなか妊娠しないことに心配になった彼女が、専門医に診てもらうと、子どもができない体だと宣告されてしまったのだ。子宮が著しい後屈のため、妊娠しにくいうえに、万が一妊娠したとしても早期に流産してしまうだろうというのである。

この思いがけない宣告が、マーガレットの人生の未来図を描き換えてしまった。もはや母親としての人生がないとしたら、研究者として生きていくしかない。よい家庭をもち子育てをするためには、よい父親が必要だったが、もはやそれも不要となった。そして、彼女の中に抑えられていた願望が一気に表に出ることになる。それなら、ルーサーではなく、レオと人生をともにしたい。

お互いの気持ちを確かめるため、マーガレットとレオはドイツで落ち合う。慌ただしい逢瀬の最後に、二人は結婚することを約束する。もちろん、マーガレットには、まだ夫がいた。

ニューヨークに戻ったマーガレットは、夫と話をつける。実は、夫にも、イギリスに意中の女性がいたようだった。話はすんなりと決着し、夫と離婚が成立した。何も遠慮することなどなかったのだ。マーガレットは、レオとの新しい生活のため、一年の休暇をとると、レオが現地調査のため滞在しているシドニーに向かった。夫と一緒にフィールドワークをするというマーガレットの理想の夫婦関係を実現することができたのだ。

ただ、レオとの結婚生活も、時間が経つにつれて、あまり幸せなものとは言えなくなった。レオは独占欲の強い性格で、子どもをもつことには関心がないという点では好都合だったが、自分以外のことに妻が少しでも関心を向けると、編み物にさえ嫉妬するほどだった。それにあまり思いやりのあるタイプではなく、妻がケガをして傷口が化膿していても、湿布薬を自分で作るように言うだけだった。自分は妻に依存していても、妻が困ったときには、面倒をかけられることを嫌ったのだ。

二人の間にすきま風が吹き始めた頃、二人はニューギニアの調査に出かける。ニューギニア奥地に、先客として調査に着いていたのが、新進の研究者だったグレゴリー・ベイトソンだった。三人は調査をともにすることになるが、この状況は、マーガレットとレオの関係をさらにおかしくすることになる。調査が終わる頃、夫婦の関係も終わり、互いに恋に落ちたマーガレットとグレゴリーは、新たな愛を育み始めていた。マーガレットは、このときも自分の気持ちに素直に行動した。

医者の宣告に反して、マーガレットは三十八歳のとき、グレゴリーの娘を生む。諦めていた幸せを手に入れることになったのも、グレゴリーという仕事でも家庭生活でも、頼りになるパートナーに巡り会ったとき、自分の求めるものに素直に従ったからこそだ。職業人としても、女としても幸福になることを彼女は諦めなかったし、諦める必要はなかったのだ。

夫妻の間にできた娘は、後に文化人類学者として活躍することになる。

安定か変化か

恋愛は、人生というドラマを急展開させる力をもつ。行き詰まった局面で、しばしば思いもかけない新しいドラマを作り出す。その過程においては、多少なりとも不安定な要素を孕んでいる。幸せなゴールインをするかどうかは、最後までわからない未知数である。そのため人は恋愛をすると、程度の差はあれ躁うつ病のようになる。優しい言葉や恋愛の進展に、気持ちが舞い上がるかと思えば、冷たい反応や終わりの兆候に、崖から突き落とされたような気分を味わう。

それは安全基地とは程遠い状態だが、幸福と不幸の入れ替わりが、ジェットコースターに乗っているような興奮を生み、それに病みつきになることもある。恋愛依存症の人は、安全基地への渇望をもつが、同時に、ルーレットに運命を左右されるような興奮が忘れられない。至福とどん底の入れ替わりに、背筋のおののくようなスリルを味わうのである。ただ安定した日常だけでは、人は満たされないし、それだけでは死ぬほど退屈してしまうこともある。輝いて生きるためには、安定だけでなく変化や危うさも必要なのである。

安定と変化をどの程度の割合で必要とするかは、個人差がある。遺伝子タイプによっても左右される。ドーパミンD４受容体の遺伝子多型により、新奇な変化を好むかどうかが左右されることが知られている。新奇な変化を好む人では、愛着も安定せず、関係が長続きしない傾向がある。好奇心旺盛で、新しいもの好きな人は、異性との関係においても飽きっぽく、新しい関係を試してみたくなるのだろう。

ただ、同じ遺伝子タイプの人でも、育った環境によって、愛着の安定性は変わってくる。共感的な親に育てられた人は、愛着が安定し、その後の対人関係も落ち着いたものになりやすいが、押さえつけられたりネグレクトされた環境で育つと、他者に対して心からの信頼感がもてず、その関係も不安定なものになりやすい。

しかし、誰であれ、安定と変化のどちらか一方というよりも、どちらも必要なのである。変化を好む人では、一人のパートナーとの関係を長続きさせようと思えば、生活が単調になるのを避け、いつまでも恋人や愛人のような付き合い方をするのも一法だろう。スポーツや旅行をして、体験の質に変化を加えるのもよいだろう。
どんなに変化を好む人であろうと、移ろいすぎることは、エネルギーを浪費し、必要以上に心も体も消耗させてしまう。休息への欲求が高まったときには、安定を求めるという時期も訪れる。

多くのケースは、その両極の間を、行ったり来たりして揺れ動くことになる。季節が巡るように、それが自然な営みなのかもしれない。安定への欲求、変化への欲求、それはどちらも大切なものであり、それに無理やり逆らおうとしても、人生がつまらなくなり、生きる意欲が低下してしまうことになる。

第五章
自分が何者かわからない人に

ジャン＝ジャック・ルソーの遍歴

ルソーの『告白録』には不思議な魅力がある。無一文で、頼る親もおらず、それでも、前途に夢を抱きながら、放浪と遍歴の中から地歩を築き、徐々に成功を手に入れていく前半部分は、わくわくしながらページをめくったものである。

折しも、私は当時、苦学生で、アルバイトを途中でさぼって、公園のベンチに腰掛けながら、この本を読んだことを記憶している。糊口を凌ぐためとはいえ、意に沿わない仕事をしながら、そんな自分の暮らしに嫌気がさしていた。前途は開けず、この先どうなるのだろうという不安と、しかし、若者らしい幾ばくかの希望と野心を抱いていた。私は宙ぶらりんで、自分が何者になるのか、はっきりとした確信を抱いていなかった。そんな状況が、ルソーの遍歴の日々と重なり、私を勇気づけてくれたものである。

ジャン＝ジャック・ルソーは、時計師の父親と牧師の娘である母親との間に、二番目の息子として生まれた。母親は美貌と才知を備えた、魅力的な女性であったが、ルソーを生んだ直後に亡くなった。「私の誕生は私の最初の不幸であった」とルソーは記している。

父親は、妻の忘れ形見として生き残った息子ジャンに対して、愛情と悔恨の入り混じったアンビバレントな思いを抱いたようである。そのことを、繊細な息子は幼いながらにも感じていた。

「父は私を見てなくなった妻にめぐりあうような気がした。それにつけても、彼から妻をうばったのはこの私だということがわすれられなかった。父にだきしめられるつど、その歎息、そのはげしくふるえる抱擁を通して、何かいたましい悔恨がその愛撫にまじっているのを感じないことはなかった」(『告白録』巻一、井上究一郎訳)

父は息子と亡き母の話をするのを好んだ。話しながら、いささかだらしないこの父親は息子の前で泣き出し、こう叫ぶのだ。

「お母さんをかえしておくれ、この私をなぐさめておくれ。この心のなかにあいたような穴をうずめておくれ。お前が私の子というだけなら、こんなにかわいがるものか」(前掲書)

父親は、この言葉が生涯、感受性の強い息子の記憶に刻み込まれることになるのをわかっていただろうか。生まれ落ちたときから過酷な運命を背負わされ、少し頼りないが、激情家の父に溺愛されて育ったルソーは、感じやすく自意識の強い子に育った。

仮死状態で生まれたルソーは、虚弱な体質で、当時の医療水準からすると、いつ死んでもおかしくはなかった。彼が生き延びることができたのも、独身だった父親の妹が甲斐甲斐しく面倒を見てくれたからである。父や叔母の特別な愛護を受けて、ルソーは育つことができた。

ルソー少年は利発で、物心ついたときには文字を読むことができた。母親の残した小説などの蔵書を、父親は、夕食の後で、幼い息子と読むことを習慣にした。交替で朗読しているうちに、熱中して朝になることもあったという。

ルソーは甘えん坊であった。彼の前半生に見られる楽天性と自信は、幼い頃にすべての愛情を独占できたことに由来しているように思える。

「兄は気の毒にもうっちゃらかしてそだてられたが、私のほうはそうではなかった。それに、王子でも、私の幼時以上に、大切にされることはまずなかろう」（前掲書）

だが、弟に父親の愛情を独り占めされ、誰からもかまわれなかった、七歳上の兄は、非行に走るようになり、十七歳のときに家を飛び出したまま行方不明になってしまう。ルソーが日向《ひなた》なら、兄は日陰だった。父親は自分の思いに夢中で、そのことに気がつかなかったのだ。

甘やかされて育てられた者のつねで、ルソーはブレーキの弱いところがあった。よく喋る子で、物を盗ることやウソを吐くこともあった。イタズラもひどかった。食べ物の入った鍋にこっそり小便をするというイタズラまでやった。

しかし、もう少し穿《うが》った見方をすれば、ルソーの問題行動は、ただ甘やかされたためというよりも、そこには、やはり愛情不足もあったのではないか。幼い子が、物を盗るとかウソを吐くという場合、愛情不足や厳しすぎる躾が原因となっていることが多い。母のいない子にとって、周囲の温情と庇護にすがる以外、生き延びる道はない。そういう状況に置かれた子どもは、知らず知らず周りに気に入られるように行動しようとして、愛される良い子を演じ、本心を抑えてしまうものだ。ルソーの場合も、例外ではなかったと思われる。

さらなる愛情剝奪と楽園追放

母親がいないとはいえ、愛情深く育てられていたルソー少年だったが、さらなる悲劇が起きる。父親がフランスの陸軍大尉とケンカ沙汰を起こしたのである。父親はケンカに勝ったものの、相手が悪かった。ケンカに負けた陸軍大尉は、有力な市会議員を縁者にもつ卑劣な輩だった。父親は告訴された末、牢獄に入れられそうになる。それを逃れるためには、国外に亡命するしかなかった。父親はジュネーブの市民権を失い、他国へ逃れた。孤児同然となったルソー少年は、叔父のもとに預けられる。だが、叔父は、自分では面倒を見ず、自分の息子も一緒にランベルシエという牧師の家に寄宿させて、教育を受けさせることにする。それは、ルソー少年にとって、不幸中の幸いであった。

牧師の家は、ボセーという美しい村にあった。ランベルシエ牧師には、オールドミスになりかかった妹がいたが、二人は教育者として優れていた。自主性を尊重し、時間や課題を縛りすぎることなく自由に学ばせたのである。悪いことをしたときは厳しく叱られることもあったが、「だがそのきびしさは、ほとんどいつも正当で、決して感情を高ぶらせなかったから、それが私には悲しく身にしみ、反抗の気持ちを少しもおこさせなかった」（前掲書）のである。

ルソー少年は、いとこと助け合い、友情を深めながら、ここでの生活を楽しんだ。このときの牧師館での暮らしは、ルソー少年にとって、輝かしい思い出となる。後に、『エミール』という有名な教育書を書くことになるルソーの原点が、ボセーでの体験であったことは間違いない。だが、ボセーでの体験は、孤児同然の子どもにとって、単なる楽園と言うには、複雑な要素を孕んでいた。

ルソー少年は、牧師の妹のマドモワゼル・ランベルシエに、母親に対するような愛着と淡い恋心に似た憧れを抱く。それゆえ、マドモワゼル・ランベルシエから、罰としてお尻を叩かれたとき、その苦痛の感覚が、逆に肉感的な歓びと結びついたとしても、ルソー少年の罪ではなかった。ルソーは、『告白録』において、自分がそれによって、いわゆるマゾヒズムに目覚めたこと、そして、生涯その性的嗜好から抜け出せなかったことを告白している。

「私の子供時代の古い習癖は、消え失せずに、そのままつぎの習癖にむすびついたので、その昔の習癖を、それからのちの、肉感によってそそられた快楽から、切りはなすことは決してできなかった。（中略）厳とかまえた愛人の膝下にいて、その命に服し、幾度となく許しを乞う、そういったことが私には非常に快いたのしみであった。そして、はげしい想像が私の血をもえたたせばもえたたすほど、いじけた恋人のようなようすをするのだった。」（前掲書）

幼い日に愛した人に、どういう扱いを受けるかによって、性的嗜好さえも左右され、決定づけられる。それも、ある意味、子どもにとって生きていくための業なのである。子どもは自分を庇護してくれる存在に対して、愛されたい、愛したいという気持ちをもつがゆえに、その人から受けたどんな仕打ちも、批判されることなく、むしろ肯定的に受け入れられ、特別な価値にさえなってしまう。

いい意味でも悪い意味でも、ルソーの人間形成に大きな影響を与えた、ボセーでの楽園のような日々は、突如終わりを告げることとなった。マドモワゼル・ランベルシエの櫛の歯が、何者かに折られるという事件が起き、その場にいたルソー少年が疑われたのである。ルソーは、頑なに否定し、それがランベルシエ兄妹の心証を悪くした。

イタズラの行為そのものよりも、その後のウソと強情が問題視されてしまう。ランベルシエ兄妹は、ルソーの叔父に手紙を書き、事情を知らせた。駆けつけてきた叔父は、折檻を加えて、真実を白状させようとしたが、ルソーは否認し続けた。それから半世紀も後に、老境に差しかかったルソーは、それが濡れ衣だったと改めて述べている。

結果的に、この事件は、ルソー少年の無邪気な子ども時代を終わらせることとなった。ランベルシエ兄妹を信頼していただけに、彼が受けた衝撃と痛手は大きかった。これ以降、ルソー少年は、ランベルシエ兄妹に対しても心を閉ざすようになり、むしろ平気でイタズラをしたり、ウソを吐いたりするようになった。そうなると、互いが互いを見限るのも時間の問題だった。数ヶ月後、ルソー少年は、いとこともども、叔父のもとに送り返されたのである。

それから、ルソー少年の遍歴の日々が始まる。製図を習ったり、他国に逃げた父親を訪ねて、その町で知り合った倍も年の違う女性と恋愛したり。二、三年ぶらぶらした末に、叔父が彼の進路として選んだのは、登記事務所で働くことだった。しかし、縛られる仕事は、自由を愛するルソーにはまったく向かなかった。雇っている側も同じであった。ルソーは無能扱いされてクビになってしまう。

その次にルソーがトライしたのが、彫刻師になることだった。だが、弟子入りした親方は横暴で、細かいことにうるさく、押さえつけてくる人だった。明るくのびのびとしていたルソーの性格が、おどおどして、いじけたものに変わってしまうほどだった。咎められれば咎められるほど、殴られれば殴られるほど、ルソーは隠れて悪いことをするようになり、盗みやウソが常習になっていった。

そんなときルソーを救ったのは、読書の楽しみだった。親方からは殴られてばかりで、仕事も面白くなく、同僚からも孤立した状況で、ルソーは幼い頃親しんだ書物の世界に再びのめり込んでいく。ありったけの収入を、貸本屋の払いに注ぎ込み、仕事のスキを見て、あるいは押し入れの中で、人目を盗んで読書に没頭した。書物の世界に生きることで、現実の不如意を補おうとしたのである。

放浪の始まり

十六歳のとき、そんな行き詰まった生活に、転機が訪れる。転機というよりは、常識的な意味では、さらなる転落と言うべきかもしれない。彫刻師の見習いの仕事に、すっかり嫌気が差していたルソーは、ある日、友人二人と町外れの森に散歩に行き、帰りが遅くなってしまった。当時、ヨーロッパの町は城郭都市であった。ルソーが暮らしていたジュネーブも、夕暮れになると、城門が閉じてしまう。閉門を予告するラッパの音に慌てながら、城門まで駆け戻った彼らは、目の前で跳ね橋が上がっていくのを見て、恐怖におののいた。冷酷にも門は閉ざされてしまい、彼らは城門の外で不安な一夜を明かさねばならなかった。帰れば、親方にまたどやされる。そう思ったルソー少年は、いっそのこと町を出て、自由に自分の道を歩んでいこうと決意する。

一人で行動するのはさすがに心細かったルソーは、いとこを道連れにと誘う。しかし、いとこは、少しばかりの餞別と護身用のナイフを寄越しただけで、涙一つ見せるでもなく、ルソーの旅立ちを淡々と見送った。ルソーは後に回想して、いとこは、自分の意志でというよりも、両親の指図でそうしたのだろうと記している。叔父が本当にルソーの前途を案じてくれていれば、もちろんその企てを止めさせようとしたであろうが、そうはしなかった。後見人である叔父にとっても、ルソーが出奔し、いなくなってくれた方が、厄介払いできて好都合だったのだろう。

ルソーの出奔を知った父親も跡を追おうとした。しかし十分追いつけたのにもかかわらず、途中まで追ったところで追うのを止めてしまう。当時父親は、再婚して別の家庭をもっていたが、経済的には余裕がなかった。ルソーが戻ってこない方が、亡き妻の財産から得られるわずかばかりの収入を自分のものにすることができた。無意識にそうした計算が、父親の脳裏で働いたのではないかと息子ルソーは回想している。

こうしてルソーは、わずか十六歳で、なんの仕事ももたず、なんの縁故や頼る者もなく、着の身着のまま、ほとんど無一文で、流浪の身となった。彼の兄も十七歳のときに、出奔して行方知れずになっていた。弟もまた、結果的に同じ運命をたどることになったのである。

だが、ルソーの人生の驚くべきところは、一介の浮浪者という境遇から、成功の階段を上っていくところだ。

住む場所も働き口もない十六歳の若者が、住み慣れた町から飛び出して、たった一人、見知らぬ土地へと当てもなくさまよい始める。前途は真っ暗闇のはずだったが、ルソーは意気揚々としていた。自由を取り戻し、これから望むものを何でも手に入れられるような、至極楽観的な期待と希望に胸を膨らませていた。

まるで中世の吟遊詩人気取りに、城館の窓辺で歌を歌ったりもした。ルソーの思惑としては、彼の歌に心惹かれた貴婦人や令嬢が、今にも窓を開け、彼を招き入れるはずだったのだが、一度も窓が開かれることはなかった。

やっぱり現実は厳しかったかと、たいていの者なら、その辺りで尻尾を巻いて、戻ってくるところだが、ルソーに引き返す気はさらさらなかった。

もっと驚くのは、彼がそれから数日もしない間に、貴婦人の住む館の客となっていたことである。ルソーは、ヴァラン夫人という、若くて美しい未亡人との運命的な出会いを果たすのだ。

前半生のルソーは、人に甘えて、愛顧を得る驚くべき才能を示す。もちろん、誰もが、ルソーを可愛がってくれたというわけではなかった。彫刻師の親方のように、ルソーにつらく当たる人物もいた。その一方で、慈しみや優しさを備えた者からは、特別に目をかけられた。そこには、彼の不幸な生い立ちが関わっていたし、それをうまくアピールして、相手の保護本能をくすぐる、もって生まれた能力もあった。ルソーは計算づくでそうしていたというよりも、ただ心が欲するままに行動すると、身について自然な振る舞いの結果として、そうなっていくようだ。それは、生まれ落ちたときに母を失ったルソーが、生きるために身につけた能力であったのだろう。ルソー自身、自分にとって何よりも大切なことは、誰からも愛されることだったと述べている。母の愛情を失ったものにとって、他人の愛を得ることは、生きていくためになくてはならないことだった。

ルソー自身がとりわけ関わりを求め、また相手からも愛情を与えられたのは、年上の女性であった。彼がまだ十歳のとき、初めて激しい恋をした相手の女性は、彼より十一歳年上だった。この女性は、別の男性のところに嫁いでしまったが、彼としては大ショックで、二十年後再会しそうになったときも、会うのを避けたくらいである。相手の女性にとっては、利発で可愛い小さなボーイフレンドにすぎなくても、ルソーの方は本気で愛を捧げていたのだ。ルソーにとって永遠の女性とも言えるヴァラン夫人と出会ったとき、ルソーは十六歳、ヴァラン夫人は二十八歳だった。

どちらの女性も、ルソーにとって、性的な対象というよりも、理想の母親としての憧憬対象であった。ルソーの母親を求める気持ちを、ヴァラン夫人はよく理解したからこそ、ルソーを「坊や」と呼び、自らを「ママン（お母さん）」と呼ばせたのだろう。

ヴァラン夫人は、貴族の令嬢として生まれ、ローザンヌの名家に嫁いでヴァラン夫人となったが、子宝に恵まれず、結婚生活はあまり幸せなものではなかった。彼女は、この暮らしから逃れるために、大胆にも夫と家族と国を捨て、サルジニア王に庇護を求め、その地で暮らしていた。ヴァラン夫人が、どこの馬の骨ともわからぬ浮浪児同然のルソーに関心を寄せたのは、彼女自身、生まれるとすぐに母親を失ったという悲しい出自を背負っており、ルソーの身の上を他人事と思えなかったということがあった。

だが、この運命的な邂逅も、すぐにルソーに安住の地を与えてはくれなかった。ヴァラン夫人も、さすがに世間体を憚ったのだ。ルソーは、ひとまずトリノに赴き、そこで運試しをすることになった。意気揚々とアルプスを徒歩で越え、トリノまで行ってみると、待っていたのは、ジュネーブで徒弟奉公をしていた頃より、ひどい生活だった。

そんな逆境の中、ルソーに目をかけてくれ、チャンスを運んできてくれたのも、年上の女たちだった。甘いマスクのルソーは、母性本能をくすぐる何かをもっていたようだ。彼が寝泊まりしていた木賃宿の女将が、伯爵夫人の従僕の仕事を教えてくれたのだ。ルソーはようやく定職につくことができる。

ところが、ようやくありついたせっかくの仕事を、ルソーは失いかける。ルソー自身、生涯後悔しない日はないという事件が起きたのだ。女主人のリボンが一つなくなり、探してみると、あっけなくルソーの持ち物から見つかった。当然、ルソーに疑いがかけられる。それまで、評判良く仕事をしていただけに、周囲も驚いてルソーを問い詰める。進退窮まったルソーは、別の女中からもらったと言い訳をする。当の女中が呼ばれ、二人は対決させられる。女中は呆気にとられ、どうしてそんなウソを言うのか、ルソーさん、あなたのことをもっと立派な人だと思っていたと、悲しそうに訴える。だが、ルソーは動じることなく、あなたにもらったではないかと言い張る。それは、ウソだった。女中は、ただ呆れ、それ以上強く抗弁しなかったために、ルソーの言い分が真実として認められる。女中は即刻暇を出された。

その後、その女中がどうなったのかを考えると、胸が痛むと、ルソーは四十年も後に回想している。そこまでして守った従僕の地位だったが、ほどなくルソーも失業する運命にあった。伯爵夫人はガンを患っていて、亡くなってしまうのである。

失業して暇になったルソーは、またもやひどい脱線をした。露出症まがいに、いかがわしい姿を女たちの目に曝そうとして、運悪く、そばにいた男に見つかってしまったのである。強面の男に追いかけられた挙げ句、捕まってしまう。ルソー危うしである。そこで、ルソーのウソを吐く能力が発揮される。咄嗟に、自分は貴族の御曹司だが、頭が狂ったので監禁されていたのを逃げ出してきたのだ。見逃してくれたら、きっと恩返しをすると、作り話を並べ立て、まんまと逃げおおせたのである。

悪いことの後には、良いことも起こる。別の伯爵家から仕事の誘いが舞い込んだのだ。もちろん、ルソーの悪行を知っていたら、間違っても雇わなかっただろうが。雇い主のグーヴォン伯爵は、ルソーをいたく気に入り、引き立ててくれた。息子である司祭からラテン語を教えてもらうという特典までついた。そのまま伯爵家に仕えていれば、大いに出世したであろう。

だが、良いことが長続きしないのも、ルソーの特徴だ。そこへジュネーブ時代の悪友がひょっこり訪ねてくる。ルソーの放浪癖はたちまちうずき出す。彼はせっかく手に入れかけたチャンスを投げ出して、再び徒歩旅行に出かけてしまうのである。向かう先は、ジュネーブではなく、ヴァラン夫人の住むアヌシーだった。

人は親を求め続ける

ルソーは、ヴァラン夫人に再会すると、この二年余りの波瀾万丈の暮らしを語る。もちろん、都合の悪い部分は削り取ってである。ヴァラン夫人はいたく心を動かし、今度は一緒に暮らすことを許す。夫人が知り合いにこう語るのを、ルソーは立ち聞きする。

「人はいろんなとりさたをするでしょう。でも神様のおぼしめしで私のところへかえってきたのですもの、もう見すてない決心ですわ」(前掲書、巻三)

ルソーは喜びで、天にも昇るばかりであったろう。ルソーは美しい田園風景が一望できる部屋を与えられ、読書をし、教養や礼儀作法を磨き、教育の便宜まで図ってもらえた。もっとも、堅苦しい神学校での教育は、ルソーの肌に合わなかったが。ヴァラン夫人の加護のもと、ルソーは一人前の人物へと成長していく。何よりも、ヴァラン夫人との時間は、ルソーにとって、一度も味わうことなく奪われた母親との時間を取り戻すことであった。

しかし、この至福の日々も、七年後、終わりを迎えることになる。療養のためモンペリエに旅したルソーが、しばらくぶりに帰ってみると、ヴァラン夫人の態度は、いつになく冷ややかだった。夫人のそばには、若い男がいた。ルソーの占めていた地位は、教養のない田舎者の若者によって、取って代わられてしまったのだ。

「ああ、お母さん」と、ルソーは叫んだ。

「これまでたびたび私のいのちを救ってくださったのも、結局、生きながらえてよかったと思われるものをみんな私からうばいさるためでしかなかったのですか？　そんなことになれば私は死んでしまいます。死ねばきっと後悔なさるでしょう」（前掲書、巻六）

だが、ヴァラン夫人は、ルソーの言葉に、もはや動じることもなく、軽くかわしたのである。居場所を失ったルソーは、ヴァラン夫人のもとを自ら立ち去ることとなる。夫人も止めなかった。

ルソーは、ようやく出会った「お母さん」を、お母さんの裏切りという最悪の形で、もう一度失うことになった。本当の母親をもたない者の悲しさであった。この結末は、ルソーの心に深い傷を残すことになる。

生まれたときに母親を失うという状況で人生を始めたルソーが、生涯追い求めたものが母親の愛情であったことは必然だった。絶対的に愛情が不足しがちな状況で育ったルソーは、一つ間違っていれば、犯罪者として人生を終える危険もあった。そうした逆境にもかかわらず、ルソーが実り多い人生を歩むことができたのは、彼が甘え上手で、巡り会う人誰でもから、母親代わりの愛情を手に入れることができたからだろう。しかし、それは頼りなく移ろいやすいものでもあった。

ルソーが長い遍歴の後にたどり着いた安住の住処は、もっと平凡な女性との愛情だった。彼が寝泊まりに使っていた旅館に雇われていた娘で、後に妻となるテレーズだった。テレーズは貴婦人でもなければ、特別な教養にも恵まれていなかったが、控えめで、素朴で、愛情深く、誠実な女性だった。テレーズは、文字も読めず、お金の勘定もできなかった。ルソーは、「お母さん」がルソーにしてくれたように、今度はテレーズを教育し、自分にふさわしい伴侶に育て上げようとする。その試みは、やがて断念せざるを得なかったが、その必要もないことをルソーは悟ったのである。テレーズは、ルソーの困難な晩年にも、たえずそばに寄り添い続けることとなる。ルソーが不遇な後半生を全うすることができたのも、この妻の支えによるところが大きかったのである。

安全基地をもつがゆえのリスク

人は安全基地をもつとき、逆にそれを失うリスクを抱えることになる。安全基地をもつことが、とても勇気と力を与えてくれるものであるがゆえに、それを失うことは、悲嘆と怒りと絶望をもたらす痛撃である。

ともに支え合ってきた父親を失ったとき、エリ・ヴィーゼルも、もはや生きていく意味がないように感じ、一種の無感覚状態に陥った。その後遺症は、十年以上にわたって続いた。それを乗り越えるために、『夜』『夜明け』『昼』といった一連の作品が生み出されたとも言える。中でも、『夜』と『昼』は、伝記的な要素が強く、彼の実体験が色濃く反映されている。彼の自伝『そしてすべての川は海へ――20世紀ユダヤ人の肖像』と併せて読むと、彼が受けた傷の深さとともに、その回復過程がいかに果てしなく困難なものかを感じさせられる。

『昼』には、回復過程にある主人公の姿が描かれているが、自動車事故に遭い、死を身近に感じたときの方が、彼は奇妙な平穏を得る。彼のことを愛してくれる女性にも出会うのだが、彼はその愛に応えることができない。その女性のことを愛していたと思い知るのは、すべてが終わってから何年も経ってからだ。彼は、父親の死とともに失った安全基地を取り戻すことができず、たとえそれが目の前にあっても、それを信じることができないのだった。

父親は、安全基地となって彼を生き延びさせたが、父親の死は、逆に安全基地を奪いとり、その後の人生で、安全基地をもつことを困難にしたのである。

安全基地を必要としない生き方

パートナーとの出会いに恵まれず、一人で生きていかねばならないという人もいるし、他人と一緒に暮らすということがそもそも体質に合わないという人もいる。そういう人には、安全基地は必要ないのだろうか。

実は、人は安全基地をもたなくても生きていけるように適応することができるのだ。それを脱愛着という。愛着を失い、誰にも執着しないことで、依存したい欲求から解放されるのだ。

幼い頃から愛情や世話に恵まれなかった人は、もともと他人に期待することが少なく、希薄な愛着しかもたない。回避型と呼ばれる愛着スタイルである。このタイプは、人との親密な関係を求めないし、孤独な境遇にあっても、淋しいと感じることが少ない。むしろ束縛されずに気楽だと感じる。

愛する人を失ったときや、愛する人が自分のものにならなかったとき、人はその人に対する執着を失うことで、苦痛や淋しさを脱していく。その人のことを忘れまい、愛し続けたいと思っても、このプロセスは自然に進んでいく。もともと愛着が薄い人では、あっという間に進むし、愛着が深い人でも、時間とともに脱愛着が起きていく。

かつて愛し合った人にばったり出会っても、他人に対するような冷たい反応しか起きないこともあれば、切ない痛みの感情が一瞬沸き起こって、すぐさま消し去られることもある。まだ愛着が残っていて、それが再会によって息を吹き返すこともある。

しかし、会える見込みがない間は、愛着を封じ込め、心から切り離すことで、苦痛を避けようとする。

若い頃は、自分の思いに一途である。心に思った人を忘れるのは容易でないことも多い。しかし、出会いと別れを繰り返し、脱愛着を何度も経験するうちに、特定の人に対する執着にとらわれることは稀になっていく。そもそも好きになるということもなくなっていくが、たとえ好きになることがあっても、いつでも忘れられるように安全装置が用意されるようになる。

関係が行き詰まれば、安全装置が作動して、切り離しが行われる。それによって、本当にダメージを受けることを避ける。そのとき、その人の頭の中では、「愛するに足りない相手だった」とか、「見かけ倒しだった」といった理由付けがなされ、束の間にしろ愛した存在の価値を否定することで、自分を守ろうとする。人によっては、相手を嫌悪し、「最悪な奴だ」と憎悪をむき出しするところまで行き着く場合もある。そう思うことで、自分が短い間でも、その存在に安全基地を期待するという〝過ち〟を犯したことが、自分のせいではないと思えるのである。自分の期待に応えてくれない存在を否定し、貶めることは、姑息な自己防衛だとはいえ、それもまた生き延びるための防禦反応だとも言えるだろう。

母親の身代わりに生を受けた少年

ルソーについて語るとき、思い出す一人の少年がいる。彼もまた、ルソーと同じく、生まれて間もなく母親を亡くし、母親の乳房の味も、温もりさえ知らずに大きくなった。幼い頃は、祖母や叔母が面倒を見てくれたが、父親に引き取られてからは、世話が行き届かなくなった。彼の最初の記憶は、一人でテレビを見ているというものであった。仕事が忙しい父親は、彼一人を家に残し、テレビに子守りをさせるということが多かったのである。行き届かないながらも、父親や叔母の世話を受けて育った小学三年までは、それでも幸せだったと言える。そして、彼の人生が激変する出来事が起きる。

小三のとき、父親が再婚したのだ。継母が家にやってきただけでなく、連れ子の姉二人とも暮らすことになった。継母が優しかったのは、最初の一、二ヶ月で、たちまち化けの皮が剝がれると、自分の子と彼とで何かと分け隔てをするようになった。些細なことでも厳しいルールを設けて、守れないときつく叱られた。義理の姉たちも、母親の手先になって、彼を見張り、告げ口をしたり、自ら制裁を加えるようになった。

愛情不足に育った子のつねで、責められると彼も余計強情になった。そのことが、継母や義姉たちを苛立たせ、監視と非難に拍車をかけてしまった。彼はどうしようもない悪い子とされ、お仕置きを受けるようになる。抓《つね》られたり、叩かれたりするうちは、まだよかった。虐待は次第にエスカレートし、「顔も見たくない」「早く死ね」と罵られ、果物ナイフで切られたり、階段から突き落とされたりすることもあった。

小学四年のある日、義姉からロープを渡されると、「生きていてほしくないから、自殺しろ」と言われる。彼自身、もう生きていても仕方がないと思い始めていたので、死のうと思い、公園の木にロープをくりつけて、首を吊ろうとした。だが、なかなかうまくいかない。そこへ、不審に思った一人の少女が駆けつけてくる。「何をしているの?」と訊ねられ、訳を話すと、少女は同情し、自分の母親のところに連れていってくれた。それがきっかけで、児童相談所が介入し、虐待は一時ましになったが、ほとぼりが冷めると、また同じことの繰り返しだった。

彼にとって救いとなったのは、そのとき援助の手を差しのべてくれた少女や母親と親しくなり、淋しい心のうちを話す相手ができたことだ。だが、それは継母にとっては、苦々しいことだった。彼は厄介払いされるように施設に預けられることになり、少女ともなかなか会えなくなる。

中学に上がると、運動神経抜群だった彼は、あるスポーツ競技で、めきめきと頭角を現す。中学三年のときには、全国大会で優勝してしまう。彼は一躍注目を浴びる選手になる。その競技に強い高校に進学し、順風満帆かと思われた矢先、アクシデントに見舞われる。彼は靭帯を切る怪我をしてしまう。それ以降、競技会での成績もぱっとしなくなった。

そんなとき、さらに悲しい出来事が追い打ちをかける。長年心の支えになっていた少女が、交通事故で亡くなったのだ。彼の誕生日プレゼントを買いに行った帰りに、事故に遭遇したのだという。彼は母親から、そのプレゼントの品を形見にもらったという。

幾重にもやり場のない思いが彼をとらえていた。当時寮生活をしていた彼は、夏休みで、久しぶりに自宅に帰った。継母と離婚した父と、親子水入らずで過ごせることを期待していたのだが、当てが外れる。父親は、経済的に行き詰まり、借金取りから逃れるために、ほとんど家に帰ってこなかったのである。せっかく自宅に戻っても、食べ物もお金もなかった。

数日を水だけ飲んで過ごした末に、彼はひったくりをする。財布には数万円が入っていた。そのお金をもっているのが怖くて、浪費して使った。金がなくなると、またやった。罪悪感がなくなって、小遣いがほしくなるとやるようになった。そして、何度目かに、ＯＬのバッグをひったくろうとして、捕まったのである。

こうして私とも出会うことになったのだが、彼の第一印象はと言えば、まったく表情がないことだった。話を聞いても、「普通です」「どうもありません」と丁寧だが、形式的な答えが返ってくるだけで、自分の気持ちをまったく語ろうとはしない。そのうち、自分でも、「自分には感情がない気がする」「何も感じないんです」と言う。

ひどい虐待やネグレクトを受けたり、盥回《たらいまわ》しの養育を受けた子に、よく見られる状態だった。養育者や保護する人が、次々と替わるという環境が、それを加速する。施設で暮らす子にも起こりやすい問題だ。

せっかく馴染んでも、やがて別れねばならないということを繰り返しているうちに、本当の愛着が生じにくくなっていく。出会いを喜び、愛着していたら、別れるときが逆につらくなることを経験的に学んで、心のどこかで、距離をおいた接し方をするようになってしまうのだ。どんなに熱心に関わりをもってもらっても、別れのときは意外にクールで、過去の人としてすぐ忘れ去ってしまう。その方が、苦痛が少ないのである。それは恩知らずだからではなく、生きるためにやむなく、自分が傷つかない流儀を身につけてしまうのだ。

ルソーにも、そうした点が見受けられる。次々といろいろな人に出会って調子よく甘えるが、状況が変わると、意外に冷淡に離れてしまう。あれほどの恩を受けたヴァラン夫人に対しても、愛情が独占できないと知ると、離れていってしまった。ルソーはつねに百パーセントの愛情や友情を求めてしまう。それは、数多くの友達と仲違いしてしまう原因ともなった。ディドロとの間もそうであった。

ディドロが筆禍事件を起こして投獄されたとき、ルソーは、ディドロを庇い、自分のことのように心配した。幽閉されているヴァンセンヌの城に面会に赴き、ディドロに会うことができたルソーは、感激の余り、友を抱きしめようとした。だが、ディドロは照れくさそうに、こんなに愛されているんですよ、と茶化すように言い、傍らを振り返ったのだ。ルソーの目には入らなかったのだが、その場には先客がいたのである。

客観的に見れば、ディドロの反応に悪意があったとは思われない。だが、このことはルソーを傷つけ、ディドロに対する不信感を生成する結晶核となるのである。

こうした傷つきやすさゆえに、ルソーは絶えず甘えられる新たな関係を見つけ出さねばならなかった。一つの人間関係に根を張らないことは、不快な不純物を引きずらず、自由だという良さはあるが、関係が蓄積されないので、後半生になるほど、寂しいものとなりやすい。ルソーの人生も、そうであった。

少年の話に戻れば、ルソーよりもさらに幸薄い、過酷な少年時代を過ごしたと言えるだろう。その分、彼は人間関係に不信感があり、なかなか人に気を許すことができない。甘えるのが下手なのである。ルソーのように喜怒哀楽豊かに自分を語り、相手の同情や関心を惹きつけるということもない。

しかし、もう少し深く付き合っていくうちに、それが表面的な見方だということに気づかされる。本当に感情がなく、人を求めていないのかというと、まったくそうではなかった。根気よく接し、距離が少しずつ縮まってくると、何も語らなかった彼が、少しずつ自分を語り出す。それどころか、実は、彼はとても雄弁な語り手だったのである。先に述べた生い立ちについても、彼自身が話し、あるいは、書いてくれたことである。表現し出すと、どれも驚くようなことばかりだ。若干オーバーな脚色が見受けられ、どこまで本当かと、眉に唾をつけて吟味しなければならないことも多くなる。彼にも、ルソー少年に似て、空想的な虚言の傾向があることがわかってくる。つまり、前に述べた彼の生活歴にも、幾分ウソが混じっている可能性がある。だが、話を大きくすることは、彼が生きていくために、知らず知らず身につけた技に違いなかった。ルソーにとってそうだったように、少年にとっても、愛情と関心を得ることが、命の栄養を得るうえで、極めて差し迫った必要事だった。同情を誘い、関心を持ってもらえねば、生きることができないのだ。誰が彼の身の上話につけた尾ひれを非難できるだろう。

私が彼の話に引き込まれたように、ヴァラン夫人もルソーの身の上話に惹きつけられたはずだ。そして、私が彼の話が少々眉唾だと感じたように、ヴァラン夫人も、ルソー少年の話が、いくらか脚色を含んでいると感じただろう。だが、その点も含めて、ヴァラン夫人は、ルソーを受け入れたのだと思う。

ひったくりを繰り返して少年院にやってきた彼だったが、その素顔にあるのは、とても思いやりのある優しい心だった。彼は相手が誰であれ、分け隔てなく接した。重い障害の子であれ、決して敬遠したり鬱陶しがることなく、黙ってよく面倒を見ていた。その世話がとても的確だった。施設で暮らしていたとき、障害を抱えていた子と一緒に暮らしていたので、世話をするのに慣れているとのことだった。

その彼が一番嬉しそうに笑顔を見せたのは、父親の仕事が好転し、帰ってきたら、仕事を一緒に手伝ってほしいと言われた、と打ちあけたときだった。彼は、これからの生活を考えることに熱中するようになり、大風呂敷を広げることも影を潜めた。

社会に帰る日が近くなったあるとき、彼が言った。彼が挫折した競技は、父親が若い頃やっていた競技でもあったのだと。父親は国体でも活躍した選手だった。「親父を超えることはできなかったけど……。でも、いつか、もっと気楽にやりたいと思います」と言って、笑った。

彼の何よりもの願いは、父親に愛され、認めてもらうことだったのではないかと思う。

両親がいても、子どもが育つのには、さまざまな困難がある。ましてや、母親の愛情を知らず、父親の愛情も奪われてしまった子どもが、どういう困難に直面するかは、二つの人生が教える通りである。二人がどうにか生き延びてこられたのは、彼らに人の保護本能をくすぐる何かが備わっていたからでもある。甘え上手で、多くの助けを得られたルソーは、孤児同然の身でありながら、見ず知らずの他人の援助を足がかりに、成功と名声を手にしていく。

私が出会った少年も、彼が身に備えた不思議な力で、上手に人に甘え、助力を得て、巧みに、そしてしたたかに生き抜いていってほしいものである。幸せの原動力は、愛情と関心を注いでもらえることである。そのために必要なのは、強がらずに、自分を開き、上手に甘えることである。

恋人が親代わり

親を失う、あるいは、親がいても親としての役割を果たしていないという場合、その人は無意識のうちに、親代わりの存在を求める。ちゃんとした親に育てられた人でさえも、親もとを離れたり、親から自立していく場合、自分を導いてくれる親代わりの存在を足場として、自分の道を切り開いていく。ましてや、親子関係に問題を抱えている人にとって、家族以外の人と親密で信頼できる関係を結ぶことは、生きていくうえで、雨露をしのぐ場所や温かい毛布と同じくらい大切なものである。

親の愛情が薄い境遇で育った人は、親代わりの存在を見つけ出す能力に長けていることが多い。必要は発明の母なのである。そこから養分と支えを得て、自分の不足を補い、大人に成熟しようとする。どういう先輩や友人、恋人やパートナーと出会うことができるかは、極めて重要である。足りないものを惜しみなく補ってくれる伴侶に出会えたものは幸せである。それによって、心のバランスシートを改善し、偏りを修正し、健康的な心の成長を取り戻すことができる。

いつも親から否定され、虐待されて、人を信じることができない人は、その人のすべてを受け入れ、肯定し、支えようとする友人や恋人に出会うことで、安心と自信を取り戻し、人を信じようとし始める。だが、親代わりの恋人を求めようとしたとき起こりがちなことは、ルソーのように求めすぎてしまうことである。次に述べるケースのように、相手がすでに家庭をもっているという場合もある。自分だけに愛情を注いでほしいという願望は、逆に裏切られ、なおのこと飢餓感にさいなまれることになる。

また、その人があまりにも傷ついていて、人を信じることができないときは、恋人さえも信じられず、すべてを自分のものにしようとするあまり、恋人を困惑させ、疲弊させてしまうこともある。疲れ切り、そっぽを向いてしまう恋人を見て、やはり自分を愛してくれる者はいないのだと、早合点してしまうかもしれない。恋人はただ疲れ果てているだけかもしれないのに。自分の気持ちにとらわれるばかりでなく、相手へのいたわりに目覚めていくことが、安定した愛情につながっていく。相手の不完全さや弱さに憤りを覚えるのではなく、愛おしさを感じられるようになるのである。

哲学者と女子学生の出会い

一人の美しい女子学生が、マールブルク大学の講義室で、熱心に哲学の講義を聴いていた。エキゾチックな顔立ちの女子学生は、大きな瞳で、颯爽と教壇に立つ若手の教授を見つめていた。十八歳の女子学生の名は、ハンナ・アーレント。後に『全体主義の起源』や『イェルサレムのアイヒマン』を著し、政治哲学者として世界的に名を知られるようになる女性である。一方、教壇の上の教授は、わずか三十五歳、男盛りのマルティン・ハイデガーであった。言うまでもなく、後に『存在と時間』で、世界的な名声を博する大哲学者である。ハイデガーは、員外教授の地位についたばかりで、まだ著作は刊行していなかったが、学生の間ではすでに人気が高かった。

ハンナもまた、ハイデガーの講義に魅せられた学生の一人だった。とても高尚で、難解だが、誰もまだ成し遂げていない何かが、今まさに行われようとしていることだけは、十八歳の女子学生にもわかった。ハンナは、ぞくぞくするような知的興奮を感じ、ハイデガーに対して、深い尊敬の念を抱いていた。

それゆえ、いつものように講義が終わってハンナが立ち去ろうとしたとき、自分の身に起きたことに、ハンナは驚いた。なんと、憧れのハイデガー教授が、彼女を呼び止めると、後で自分の研究室に来るようにと告げたのである。

ハンナは言われた通り、ハイデガー教授の研究室へと赴いた。どういう用件か、見当もつかないだけに、その胸には期待と不安が交錯した。ハンナは身構えるように、レインコートを着たまま、帽子を目深にかぶった恰好で、研究室のドアを開けた。ハイデガーを前にしても硬く緊張したままで、質問に小さく答えるのがやっとだった。驚いたことに、ハイデガーは、ハンナの勉学がスムーズに進むために、力になりたいと言ってくれたのだ。教授が、自分のような一介の学生のために、特別に目をかけてくれるということは、ハンナにとって夢のような話だった。ハイデガーは手紙を書こうと、ハンナの住所を聞き出した。

それから、ハンナのもとに、ハイデガー教授から、熱意あふれる手紙が、日をあけずに届けられるようになる。ハイデガーを崇拝していたハンナにとって、それは有頂天になるほどの幸運だった。それからわずかに二週間後、ハンナは、ハイデガーに、心だけでなく、体までも許すのである。

ハイデガーには、エルフリーデという男勝りで、しっかり者の妻がおり、子どももいた。そのことを承知のうえで、ハンナは、ハイデガーを受け入れたのだ。そこには、ハンナの生い立ちが、少なからず関わっていた。

ハンナ・アーレントの生い立ちと愛情

ハンナ・アーレントは極めて不安定な愛情環境で育ち、とりわけ父親の愛情はほとんど知らずに育った。彼女が七歳のとき、父親は梅毒で亡くなった。母親は子どものことよりも自分の楽しみに夢中な人で、湯治や親戚のところに始終出かけ、ハンナは母親が戻ってこないのではないかと、いつも怯えていた。

その母親が、ハンナが十三歳のときに再婚すると、さらに複雑な立場に置かれることになった。義理の父親となった男には、二人の連れ子がいて、母親はこの義理の姉の方にばかり目をかけるようになったのだ。ハンナにとって何よりも大切な母親を、何重にも奪われることになった。

そうした愛情面での苦労に比べれば、自分がユダヤ系の出自をもつことなど、ハンナには、取るに足りないことだった。しかし、ハンナにはそうであっても、世間はそうではなかった。ユダヤ系ということが、ハンナの人生に次第に暗い影を落とし始める。それは後々、愛するハイデガーとの関係さえも、引き裂いていくことになるのだ。

内面の寂しさと自信のなさを、彼女は外に向かって虚勢を張り、弱みを見せないことで守っていた。だが、内心では、絶えず自分を庇護し、導いてくれる存在を求めていた。そんな彼女の前に、ハイデガーは救世主のように現れ、手を差しのべてきたのである。

彼女が必要としたのは、ハイデガーからの精神的な庇護と支えであっただろう。けれども、ハイデガーにとっては違っていた。ハイデガーが彼女の若々しい肉体を繰り返し求めてきたとき、彼の望みを叶えることで、ハンナは彼の愛情に応えようとした。

ハンナは決して、尊敬するハイデガーの家庭を壊したり、彼の地位や立場を危うくしてまで、彼の愛情を独占しようとはしなかった。ハンナの控えめさは、ハイデガーにとっては好都合だっただろう。農民の出身で、教会の奨学金をもらい、貧しい神学生から、苦労してようやくこの地位にまでたどり着いたハイデガーにとって、女子学生とのスキャンダルは、破滅を意味した。ハイデガーの言いつけを守り、ハンナは誰にも打ち明けず、誰にも相談しなかった。親しい間柄の人々でさえ、二人の間に起きたことに気づいたのは、随分後になってからのことである。

細かく取り決められた暗号を使い、ハイデガーは逢い引きの場所や時間を指定した。予定された逢い引きも、ハイデガーの状況が変われば、すぐに取りやめられるように、緊急の場合の合図も決められていた。

ハラハラドキドキの関係は、一年以上も続いた。たいてい、そうした生活は、女性の方を不安定にし、綻びを生じさせていく。しかし、ハンナは芯の強い女性だった。これ以上、この生活を続けることに限界を感じたハンナは、そうなる前に、自らマールブルクを去ることを決意する。ハンナの申し出に対して、ハイデガーも同意する。そうした方がハンナの将来のためになるというお為ごかしの言葉を添えて。ハンナは、ハイデガーの狭さに、二重の失望を覚えただろう。ハンナは、ハイデガーの立場を慮り、ひとりマールブルクを去り、身を引く決心をしたのである。それは、ハイデガーへの愛ゆえにであった。

ハイデガーもすっかりハンナへの思いを断ち切れたわけではなかった。ハイデルベルクに移ったハンナが、ハイデガーに新しい住所を教えないでいると、ハイデガーは、自分の教え子からハンナの居所を聞き出し、コンタクトをとってくる。ハイデガーも揺れていた。ハンナが終わりにしようとすると、ハイデガーが求めてくる。求められると、ハンナは何をおいても、ハイデガーのもとに駆けつけていった。マールブルクとハイデルベルクの間の小さな町で、逢い引きが行われた。

その後も、ハイデガーの一方的な都合による気まぐれな逢瀬が繰り返される。決定権はハイデガーの方にあり、ハンナが自己決定権を取り戻そうとすると、ハイデガーはそれをまた取り上げる。そんな状況が、数年にわたった。ハンナは希望にすがりながら、ハイデガーを待ち続けた。その状況は、ハンナにとって苦しく、不安定な毎日であっただろう。

とうとう、ハンナは別の男性を恋人にもつことで、自分の主体性と安定を回復しようとした。学友であるベンノ・フォン・ヴィーゼと付き合い始めたのだ。ハンナは、そのことをハイデガーに手紙で知らせている。マールブルクを去ると告げたときと同様、ハンナは最後通牒を突きつけることで、自分を選んでくれるという一縷の望みに賭けたのだろう。それに対して、ハイデガーは祝福の言葉を贈ることで、彼女の術中にはまることを避ける。

しかし、その一方で、彼女を突然呼びだして逢い引きする。気まぐれにハイデガーから来る手紙には、彼女への変わらぬ愛が、二人の素晴らしい思い出とともに記されていた。情熱的な詩を書き送ったり、彼女の写真がほしいと言ってきたりもした。その一方で、ハンナは、自由に手紙の返事を書くことも許されなかった。

ハンナにとって不幸だったのは、ハンナにとっての「本来的実存」が、ハイデガーと人生をともにすることであったが、ハイデガーにとっては、必ずしもそうではなかったということだ。ほかの男性と付き合い始めたときも、その後、別の男性と結婚してからでさえ、ハンナはハイデガーを待ち続けた。しかし、ハイデガーにとって、ハンナはいつか終わりにしなければならない情事だった。

ついに、ハイデガーはハンナとの別れを決意する。出会いから三年半後のある日、ハイデガーはこれが最後の逢瀬であることを告げる。一九二八年四月、ハイデルベルクでのことだった。

この日に向けて、ハイデガーの中では、徐々に決意がなされていったようだ。自らの哲学でいう「良心の呼び声」に従って、自分の人生に責任をとるために、下した決意だったのだろうか。ただ、ハイデガーの決断の背景には、彼の本来的な実存とは必ずしも一致しない、別の世俗的な事情があった。恩師であるフッサールから、彼の後任として正教授に迎えられることが内定したと伝えられたのだ。『存在と時間』が刊行され、世界中から脚光を浴びる存在になろうとしていた。これ以上危険を冒すことはできなかった。

ハイデガーの、いささか不純な計算とは対照的に、このとき、ハンナがハイデガーとの別れの後、彼宛に書いた手紙には、深い悲しみとともに、純粋な愛情に生きることに希望を見出そうとする、あまりにも切ない思いが滲んでいる。それは、ハイデガーとの思いの違いを一層際だたせるのである。

「あなたはもう来てはくださらない――そのことは理解したつもりです。あなたが示してくださった道は、私が考えていたよりも長くて、もっと険しいのです。それは長い人生ぜんぶを必要とします。それでも私はみずからに孤独を課してこの道をゆく覚悟です。これが生きていける唯一の可能性なのですから。もしあなたへの愛を失っていたら、私は生きる権利を失くしていたことでしょう。あなたを愛しています、あの最初の日に愛したのとおなじに——このことを、あなたはご存じです、そして私もつねに知っていました。《そしてもし神がおわしますのなら、わたしは死んだのち、あなたをもっと愛すでしょう》」(『アーレントとハイデガー』エルジビェータ・エティンガー著、大島かおり訳より、一部再構成して引用)

そして、その後の彼女の人生は、この言葉が真実であったことを証明するのである。

逆転する運命

この後、ハンナとハイデガーは、まったく対照的な人生を歩んでいくことになる。まるで、お互いが、二つに割れて反対方向に進んでいった片割れ同士であるかのように、正反対の軌道を描いていく。しかし、それは互いの鏡像のような関係で、ハンナは、ある意味、師であり愛人であった男と、正反対の道を究めることで、同じ運命を共有しようとしていたようにも思える。

ハイデガーは、この後、次第に民族的愛国主義へ、さらには国家社会主義へと接近していくのだ。ドイツ民族への尊崇と逆比例する形で、ハイデガーは、反ユダヤ主義的な見方を強めていく。この間まで彼が愛したハンナは、ユダヤ人であるというのに。ハンナとの決別は、彼の信念においても必然的な要請であった。

ハンナと別れてから五年後の一九三三年、ハイデガーはフライブルク大学の学長に就任し、ナチス党員となった。学長就任演説で、ハイデガーは国家社会主義を讃え、「ハイルヒトラー」で演説を締めくくった。そのことを知ったハンナは、ハイデガーに手紙を書き、それが彼の真意かどうかを確かめようとする。ハイデガーは、怒りも露わに、自分がどれだけ、身勝手なユダヤ人に親切であったかを書き連ねる。ハンナは、もうドイツに残っている意味がなくなったことを悟る。

ハンナは、ユダヤ人である自分のアイデンティティと向かい合う。その研究は、『ラーエル・ファルンハーゲン――ドイツ・ロマン派のあるユダヤ女性の伝記』として結実するが、それは、彼女のドイツ文化に対する決別の辞でもあった。ラーエルの臨終の言葉は、こうであったという。「全生涯をつうじて私にとってもっとも大きな恥辱だと思われたこと、――ユダヤ人女性として生まれたという――、私の生涯の苦悩と不幸であったこと、このことを私はいまではけっして免れたいとは思いません」(大島かおり訳)。その頃には、ハイデガーはすでに学長職を辞め、ナチスの政策に対して懐疑的になっていたのだが。

終戦は、運命をすっかり逆転させた。ハイデガーはナチスに協力したかどで、公職から追われ、その著作も戦後五年間は公開されることを禁じられたのである。ハイデガーを批判する声が、各方面から上がった。その先鋒を切った一人がハンナであった。ハンナは師を否定することで、自らを保ち続けていたのである。

ところが、もう一度どんでん返しが起こる。終戦から五年経った一九五〇年、ハンナは、ハイデガーと再会するのだ。そして、その再会以降、ハンナは再びハイデガーに対して、かつての忠実な女子学生として振る舞い始める。

四面楚歌の中、ハンナはハイデガーを擁護する論陣を張る。当時の風潮を考えると、それは、せっかくの名声を台無しにしかねないほど、危険なことであった。一九五一年、『全体主義の起源』を出版後、世界的に高い評価を受け、国際的な著名人となっていたハンナの発言は、大きな影響力をもった。ハイデガーの復権に、ハンナは寄与しただけでなく、心からの尊敬を捧げ続けたのである。ハンナは、彼女がかつて手紙に記した通り、生涯ハイデガーを愛し続けた。ハンナが亡くなる直前まで、二人は文通を交わした。

ハイデガーは、ハンナにとって、彼女が現実の生活では手に入れることのできなかった、理想化された父親でもあった。ハンナ自らが語っているように、彼女の仕事は、それが反発という形をとったにしろ、多くをハイデガーに負っていた。一時は激しい攻撃の急先鋒になりながら、実際に再会してしまうと、ハイデガーを擁護せずにはいられなかった。まるで、何年も反抗し続けていた父親に再会し、その衰えた姿を目の当たりにして、情愛と憐れみがこみ上げてきて、愛おしく思えてしまう娘のように。落ちぶれたハイデガーを、ハンナは励ますように称える。「あなたのような講義ができる方は、今も昔も、誰一人いません」と。彼女自身が国際的な名声をもった学者であるにもかかわらず、ハイデガーに対しては、一人の忠実な生徒として接したのである。ハンナは、青春のすべてを賭けて尊敬と愛情を捧げた、自分の理想像を守ろうとしたのだろうか。

母親の愛情を得られなかったものは、真の母を求めてさまよい、父親の愛情を得られなかったものは、真の父を求めてさまよう。それは、一生を覆うほどのテーマであり、原動力なのだ。ハンナ・アーレントがハイデガーに見出そうとしたものは、まだハンナが小さな娘だったときに味わった心細く不如意な状況から、彼女を救い出してくれると夢見た、幻の父だったのかもしれない。

エリクソンのアイデンティティ探し

「アイデンティティ」や「モラトリアム」で有名な発達心理学者エリック・エリクソンは、自分自身のアイデンティティを求めて、長い遍歴に青春の日々を費やした人でもある。エリクソン少年はある日、テーブルの下に隠れていて、大人たちが交わしていた話を盗み聞きしてしまう。それは、彼が父親だと思っている人物が、実の父親ではないと教えるものだった。

八歳のとき、黒い森《シュバルツバルト》と呼ばれる郊外の森を歩いていたとき、一人の農夫が彼を認めて、つかつかと歩み寄り、「坊や、本当の父親は誰だか知っているのかい」と訊ねた。家に帰ったエリクソンは、母親にその答えを問いつめたが、母親は決して教えてくれなかった。

実の父親が誰なのかという問題に、エリクソンは終生とらわれ続けることになる。それは、彼自身が、自分のアイデンティティを確立するうえで、微妙で困難な問題を克服しなければならなかったということでもあった。養父はドイツ国籍をもつユダヤ人であり、母親はデンマークの名門ユダヤ家庭の出身だった。エリクソン少年は、実の父親についての幻想を膨らませ、その人物がデンマークの貴族で、芸術家で、キリスト教徒であると考えるようになる。

学校時代の経験は、エリクソンにとって楽しいものではなかった。キリスト教徒のドイツ人の間で、彼は「デンマーク人」と呼ばれて蔑まれ、また、「ユダヤ人」と言って後ろ指をさされたのだ。古典語に重きを置く、堅苦しいギムナジウムの授業も、エリクソンの興味を惹くものではなかった。芸術に関心をもっていたエリクソンの成績はぱっとしないもので、五段階評価で真ん中か下から二番目の科目が多かった。どこにも、後の「二十世紀の知の巨人」の片鱗を認めることはできない。

ギムナジウムを終えると、彼はドイツの伝統に従い遍歴の旅に出る。広大な黒い《シュバルツ》森《バルト》を徒歩で横切り、コンスタンス湖畔の小さな村で、スケッチや読書三昧に数ヶ月を過ごした。実家のあるカールスルーエに戻っても、両親の期待に反して大学へは進まず、バーデン州立芸術学校に籍をおく傍ら、美術工芸家グスタフ・ヴォルフのアトリエに入り浸った。

二年後、ミュンヘンに移ると、芸術アカデミーで木版画の技法を学んだ。エリクソンは非凡な芸術的素質をもち、ことにモノクロの表現に長けていた。しかし、色彩を操る能力には恵まれなかった。そのことを決定的に見せつけられたのは、イタリアに旅行し、フィレンツェに滞在してルネッサンスの巨匠たちの作品に触れたときであった。二十一歳のエリクソンは、巨匠たちの作品に圧倒され、芸術家として身を立てることを断念したのだ。その後、彼は作品の制作をぴたりと止めてしまう。二十歳そこらの若者が、ルネッサンスの大巨匠と自分を比べるという辺りに、エリクソン青年の誇大ともいえる願望が示されている。彼は単に絵が好きで絵描きになろうとしたわけではないのだ。

将来の夢を打ち砕かれたエリクソンは、不安定な時期を迎える。意気消沈し絶望しているかと思えば、「非現実的な幻想に耽り、自分が非常に特別で他人とは違った存在であるという壮大な夢に浸るのであった」（『エリクソンの人生──アイデンティティの探求者』Ｌ・Ｊ・フリードマン著、やまだようこ他訳）。エリクソンは、平凡であることに苛立っていた。この時期の状態を、エリクソン自身、「境界例」の状態にあったと述懐している。母親は息子のことを「昔と変わらず信じてくれていた」が、養父の方はもっと冷ややかに、「落伍者」と見なしていた。

だが、この時期に彼が書き残したものを見ると、後に彼が確立する「アイデンティティ」「モラトリアム」「ライフサイクル」といった重要な概念の萌芽が見られるという。この模索と混乱の時期は決して無駄ではなく、後の創造的な仕事のための苗床としての役割を果たしたのである。

そんな出口の見えない悶々とした日々に、突破口を提供してくれたのは、ギムナジウムで同級生だったペーター・ブロスからの一通の手紙であった。それは、ウィーンにやってきて、子どもたちに教える仕事をしてみないかと勧めるものだった。当時、ウィーン大学の学生だったブロスは、アメリカの富豪ティファニー家の娘ドロシー・バーリンガムの子どもたちの家庭教師として雇われていたのだが、学業に専念するために代わってくれる者が必要になったのである。一方、ドロシー・バーミンガムは、子どもにアンナ・フロイトの児童分析を受けさせるため、ウィーンに滞在していた。

アンナ・フロイトは、言うまでもなくフロイトの末娘で、口腔ガンに冒された父親に代わって分析家として活動していた。

友の申し出を受諾し、エリクソンがウィーンにやってきたとき、彼はフロイトが誰であるかさえ、ろくに知らなかったという。そして、エリクソンも、「似顔絵が描ける」子どもたちの新しい先生にすぎなかった。ところが、彼はたちまち子どもたちのハートを摑む。そしてその様子に驚いたアンナ・フロイトの興味を惹くことになる。このアンナ・フロイトとの出会いが、エリクソンを児童分析という「天職」に巡り合わせることになるのである。

六年後、エリクソンがウィーンを離れ、アメリカに向かったときには、エリクソンはひとかどの児童分析家になっていた。

まさに、これまで蓄えられ、じっと出番を待っていたものが、活躍の場を与えられて、一挙に芽吹き始めた観がある。そのときは、長い遍歴過程があってこそ訪れたように思う。エリクソン自身、「私が自分の進むべき道を見出すのを、追い立てることなく見守ってくれた」ことに対して両親に感謝を述べている。

ウィーンで、エリクソンはもう一人、彼にとって重要な女性と出会う。同じ分析家で、後に彼の妻となるジョアン・サーソンである。そして、ジョアンとともにアメリカへ渡るという決断が、エリクソンを世界的な名声へと導いていくのである。

エリクソンの九十一歳の誕生日に、伝記作者でもある友人は、エリクソンの実の父親についての新たな調査報告書をプレゼントする。だが、エリクソンがそれに目を通すことはなかったという。彼のアイデンティティ探しは、もうそれを求める必要がなくなったときに、ようやく終わりを告げたと言える。

わが親友の遍歴

有名人のケースが続いたが、もっと身近なケースにも、すっかり同じことが当てはまる。心に解消されない重荷を抱えた青年は、遍歴過程を経て、現実との折り合いを見出していくのだが、この過程は、親の呪縛を振り切り、徒手空拳で社会に飛び出していく過程でもある。そこには少なからぬ危険やトラブルも待ち受けている。しかし、それを恐れすぎて、親が手を離してやらないと、子どもは世間に漕ぎ出し損ねてしまう。エネルギーがあれば、親などお構いなく、止めようとする手を振りちぎってでも、飛び出していくだろうが。

我が畏友Gも、まさに危うい遍歴の日々の中で、自己確立を成し遂げた人である。

高校生だった頃のGは、シュールな油絵を描き、ランボーに憧れる芸術青年であった。だが、父親は、彼に理工系の大学に進学して、手堅い仕事に就いてほしいと望んでいるようだった。両者の溝は深まる一方だった。

そのうちGは家出して、一年半ほど行方不明になってしまった。再会したとき、Gは新橋の歓楽街で、純白のスーツを身にまとい、キャバレーの呼び込みをしていた。Gは、渋谷円山町の四畳半のアパートで、同じ店のホステスの女性と同棲をしていた。そのうち、それが店にばれて焼きを入れられたり、同じアパートに住む別の女性にちょっかいを出し、女に追い出されて、私の大学の寮に転がり込んできたりしたが、そのうち、同棲相手が親もとに、もうGの面倒を見きれないので引き取りに来てほしいと手紙を書いたことで、家出生活は、あっけなく終わることになった。

自然の流れに逆らっても無駄だと両親も悟ったのだろう、Gにしても、野良猫のような暮らしを経験してみて、親のありがたみが改めてわかったのだろう、それから、Gと両親の間はすっかりよくなって、息子がどの道に進もうが応援するということになった。Gは一転、仕送りを貰って受験勉強をするという優雅な身分になったが、相変わらず、ろくろく勉強もせずに、われわれと遊び歩いていた。早稲田大学の第一文学部が第一志望で、滑り止めも含めて七校ばかり受験する予定で、たっぷり受験料を送ってもらうのだが、いつのまにやら受験料は酒代に化け、受けられる大学は、一校減り二校減って、最後には早稲田の第二文学部だけになるということを三年繰り返した。

最後の受験が不合格に終わった年、Ｇは理容の専門学校に行くことになった。本当に続けられるのか私は半信半疑であったが、Ｇはそこを修了し、翌年からインターンとして銀座の店で働き始めた。会うたびに、彼の練習台にさせられたものだ。あるときは、酔っぱらって頭を刈ってもらったので、ひどい虎刈りになった。しかし、意外なことに、Ｇはもちまえの芸術的センスと豊富な人生経験から、みるみる理容師として頭角を現すことになったのである。

三年後、ドイツに行くと聞いたときは、もう一度驚いたが、以来二十数年、Ｇは新天地で地歩を固め、現在はドイツに何店か店を持つヘアアーティストとして活躍している。面倒見がよく、飾らない性格のＧを慕う者は多く、フランクフルト在住の日本人ビジネスマンの間では、Ｇの名はよく知られている。

身の丈サイズの自分にたどり着くためには、自分の意志と力で現実に飛び込んでいくしかないのだ。ときには、そこには危険も伴うが、若さと運で、それを乗り切るしかない。現実とぶつかって痛い思いや苦い思いをしなければ、人間は成熟した大人にはなれない。子どもを守りすぎることは、一生、子どもを子どものままにしてしまうことになりかねない。

非行に走ることにも意味がある

このように人間の人生は、古い絆の支配から逃れ、それを克服しようとしつつ、その一方で新たな絆を結ぼうとする。自分が選んだわけではなく、その中に生み落とされ、そこで自分を形作った故郷を離れ、与えられた自分を一旦捨て去ったうえで、新たに自分自身が出会い、選び取った人や世界との関わりの中で生きていこうとする。

だが、その人がその人として、生き生きとした人生を歩んでいくためには、この過程が必須のように思える。この過程を経ずに、年老いてしまった人は、窮屈で、小さく縮こまり、一つの価値観にしがみつくばかりの、狭く面白みのない人格になってしまいやすい。そして、その人の人生自体が行き詰まりを来たしやすいのだ。表面的には恵まれていて、生活は順調にいっているはずなのに、何か空虚感や無気力さに悩まされるようになることもあれば、うつや不安という形で、今の生活への拒否感を示す場合もある。頑張らねばならないとわかっていても、頑張れなくなってしまうのだ。そう考えてみると、道草をし、非行に走ることにも意味があるのだ。

C・G・ユングは、アメリカの名門マコーミック家のメディル・マコーミックの相談を受けたことがあった。この勤勉な実業家は、うつとアルコール依存に悩まされていた。ユングはマコーミックの話を聞いて、一つのアドバイスをした。そのアドバイスとは、愛人を持ちなさいということだったと言われている。マコーミックは、妻にそのことを知らせている。「ユングは善良すぎてはいけないと警告し、自由だと感じているかと私に改めて訊きました。彼はどちらかというと、少しばかり恋の遊びに興じるのを推奨して——愛人を持つのがいいかもしれないから考えてみるように、といいました」（『ユングという名の〈神〉』リチャード・ノル著、老松克博訳）

医者が患者にするアドバイスとしては、常識外れということになろうが、そこにはユングらしい知恵があったと思われる。恐らくマコーミックのうつが、彼の生真面目すぎる性格によるもので、正しいことに自分を縛りつけすぎ、生命のエネルギーの発露をさまたげていると看取したのではないか。倫理や善行という価値観から道を踏みはずし、「非行」をすることも、生きるためには必要だということを教えようとしたのではないか。人間が生きることにとって、正しいことがつねに正しいとは限らないのである。

第六章

絶望を希望に変える哲学

人生には、幸福のときもあれば、絶望の底に沈むときもある。期待に胸を膨らませるときもあれば、真っ逆さまに突き落とされることもあるし、これでもかこれでもかと、不運や不幸が重なり、悲しみに打ちひしがれ、すべての希望を失いそうになることもある。

人はいかにして絶望から立ち直ることができるのか。乗り越えがたいほどの絶望を、どうすれば希望に変えていくことができるのか。本章では、絶望を希望に変えるための哲学について考えたい。

沖仲仕の哲学者　エリック・ホッファー

生きるための哲学を語るうえで、是非とも語っておかねばならない一人の人物の生きざまがある。アメリカの港湾労働者にして社会哲学者でもあるエリック・ホッファーだ。彼は「沖仲仕の哲学者」としても知られている。彼の驚くべき人生は、いくつもの奇跡であり、そこに、人間というものに秘められた高貴かつ不可思議な可能性を感じずにはいられないのだが、それはまた、極めて深刻な生きづらさを抱えた存在が、どのようにしてそれを克服し、希望を見出していくかについて重要な示唆を与える希有の実例でもある。

エリック・ホッファーは一九〇二年、ニューヨークの下町ブロンクスに、移民の子として生を受けた。五歳のとき、母親がエリックを抱いたまま階段から転落するという事故に見舞われる。そのときの怪我がもとで、母親は病身になり二年後に亡くなった。そして、同じ年、エリックは視力を失ったのである。視力だけでなく、記憶も失った状態がしばらく続いた。彼は父親から「白痴の子」と呼ばれたという。母親を亡くした衝撃が、幼い魂を蝕んだ結果でもあったと思われる。

記憶障害は回復したが、視力は戻らなかった。しかし、エリックは、感受性の鋭い少年であった。盲目だった九歳のとき、父親と聴きに行った第九交響曲の感動の記憶は、彼の心に焼き付けられる。

奇跡は彼が十五歳のときに起きる。急に目が見えるようになったのだ。七歳のときに突如失明し、十五歳のときに急激に視力を回復するという経過は、彼の失明が心因性の要素の濃いものであったことを推察させる。幼い魂が受けた打撃を回復するのに、それだけの時間を要したのだろうか。心因性の失明というのは時折見られるものだが、決して回復は生やさしくない。通常の眼病による失明以上に回復が困難なことも多いのだ。八年もの時間を隔てて視力を回復することは、極めて稀なケースと言えるだろう。

視力を取り戻した彼は、何をしたか。驚いたことに、読書に没頭したという。通常の場合、十五歳で初めて目が見えるようになったとしても、何も物を見ることができない。ましてや読書などできるはずもない。

　物が見えるためには、乳幼児期の段階に、視覚を司《つかさど》る中枢神経が必要な発達を遂げなければならない。その時期を逸してしまうと、後からいくら訓練したところで、目は見えても、感じられる物は、ぼんやりした光の渦でしかなく、意味のある映像にはならない。人は目だけでなく、脳で見ているためだ。ところが、幸いなことに、彼の失明は七歳のときに起きたために、彼の視覚中枢はすでに十分な発達を遂げていた。しかも、これまた驚くべきことだが、彼は七歳で視力を失うまでに、本が読めるようになっていた。八年というブランクをおいていたが、彼はすぐに不自由なく本を読むことができた。エリックが心配だったのは、いつまた目が見えなくなるかもしれないということだった。そこで、彼は、今のうちにできるだけ多くの本を読んでおこうと、三年間、一日中本を読んで暮らしたという。

「とにかく再び失明する前にできるだけ読んでおきたかったのである」（『エリック・ホッファー自伝――構想された真実』中本義彦訳）だが、幸いなことに、彼の目が再び視力を失うことはなかった。

　しかし、読書三昧の平安な日々もいつまでもは続かなかった。エリックが十八歳のとき、家具職人だった父親が亡くなったのだ。エリックの手もとに残されたのは、父親の加入していた職人組合が、遺児のために支給してくれた三百ドルの現金だけだった。

飢えと労働と　光を失わない精神

それから、エリックの放浪人生が始まることになる。十八歳のエリックは、四月のある日、ロサンゼルスに一人たどり着く。瞬く間に持ち金が尽きると、飢えが忍び寄ってきた。五日間何も食べずに過ごし、なすすべもなく、彼は空腹を抱えてぼんやりとペットショップの鳩を眺めていた。二羽の鳩は、発情して今しも交尾を始めようとしていた。二つの小さな存在が欲望にすべてを忘れているさまを眺めながら、彼も自分の空きっ腹のことを忘れていることに気づく。

「不思議な気持ちだった。というのも、空腹が歯痛のように感覚の一種であり、気をそらしさえすれば忘れられるというのは奇妙なことに思えたのである。そう思うと、急に気分が楽になり、飢えの脅威から解放された気がした。まるで悪夢から覚めたようだった」（前掲書）

エリックは貧民街の無料職業紹介で日雇いの仕事をもらい、暮らし始める。その間も、読書や独学の勉強は続けた。ところが、金融恐慌が起こり、仕事が思うように回ってこなくなる。彼はオレンジ売りの仕事に手を染める。意外な才能を発揮して、オレンジの訪問販売は大成功だった。だが、エリックは疑念にとらわれる。「それはいままで感じたことがなかったもの——恥辱だった。平気で嘘をつき、お世辞を言い、たぶん何でもしたにちがいない自分に愕然とした（中略）私は概して堕落しやすく、そうであるからこそ誘惑を避けることを学ばねばならなかった」（前掲書）

ホッファーの中にある精神的禁欲主義は、自分に厳しく、融通が利かないほどに頑固である。彼は飢えや貧乏よりも、富や成功によってもっと大切なものが失われることを恐れた。この潔癖さは、彼の生き方をしばしばひどく不器用にした。常識的な視点から見れば、彼は「社会不適応者」と呼ばれるかもしれない。彼は、潔癖さゆえに損をしたのだろうか。そうばかりも言えないように思える。実際、この潔癖さが、彼にふさわしい人生のためのチャンスを与えることになる。

彼は教養あるユダヤ人の雇い主シャピーロに出会う。尊敬できる雇い主のもとで、彼は生まれて初めて定職に就く。それだけではなかった。シャピーロとの付き合いから、ホッファーはユダヤ民族史や旧約聖書に関する興味に目覚め、彼の哲学を構想するうえでの貴重な材料を学ぶ機会を得るのである。

だが、二年後、シャピーロは肺炎で亡くなってしまう。少し蓄えのあったホッファーは、すぐに仕事には就かず、読書と思索の日々を過ごす。一年後、金が尽きてきたとき、ホッファーの心は次第に憂鬱に沈む。彼は生き続けることに空しさを覚える。「金がつきたらまた仕事に戻らなければならないし、それが死ぬまで毎日続くかと思うと、私を幻滅させた。今年の終わりに死のうが、十年後に死のうが、いったい何が違うというのか」(前掲書)

そして、いよいよ金が尽きたとき、彼は自殺を決意する。彼が選んだのは服毒自殺だった。発見が遅れて、自殺が確実に遂行されるようにと、彼は街から離れた辺鄙な場所までわざわざ出かけ、大量のシュウ酸を一挙に口に流し込んだ。「口中に百万本の針が突き刺さったようだった。」(前掲書)という。次の瞬間、彼は、それを吐き出していた。こうして、彼の自殺は未遂に終わる。

小さな袋一つを抱えて、徒歩でロサンゼルスの街を後にしたとき、ホッファーの心は軽やかだった。何を恐れるでもなく、歩くこと自体を楽しんでいた。明らかに、生きることの喜びが彼の中で蘇ろうとしていた。それは、自殺の寸前まで自分を追い詰めたからこそ手にすることのできた境地だったのか。だとすると、彼の自殺は、再生のため、命の炎に点火し直そうとする決死の試みだったのかもしれない。

早くに肉親を失った者の中には、しばしば郷愁のような死への願望が巣くう。それが、人生の喜びを奪い、生き方を投げやりにしたり消極的にしてしまうこともある。そういう人も、死ぬような目に遭うと、生き方が変わることがある。生きたいと思って初めて、人は生きることに喜びと関心を取り戻す。

三十歳になろうとしていたホッファーは、その後十年、カリフォルニアの季節労働者として農場やキャンプを転々とする。さらに、四十歳からの十五年を港湾労働者として過ごす。そこで出会った労働者たちとの生活が、彼がその後展開する独自の哲学の根幹となる。

ホッファーの最初の著作が出版され、絶賛を浴びたのは、四十九歳のときであった。ホッファーにも、このタイプの人にしばしば見られる習性、つまり、誰かと親しくなりすぎると、自分から離れていくという人間関係のパターンが繰り返し見られる。あまりにも鋭敏で、自由で、孤高な魂には、親密さは自分の精神を地上に縛り付け、支配するものと映じて、脅威を感じてしまうのかもしれない。バークレーでの成功のチャンスからも、素晴らしい美人の女子大学院生との恋からも、ホッファーは逃げ出すように立ち去っている。甘い果実を実らせることよりも、自由を奪われることの方をホッファーは恐れたのだ。

こうした孤独癖の人には、遍歴という生き方がしっくりするようだ。それによって、人間関係は絶えず更新され、嫌らしい灰汁《あく》を生じたり、根っこが生えすぎて、二進《にっち》も三進《さっち》もいかなくなることもない。そうすることで、彼は自分を守りながら、同時に、自分を追求することができた。

そんなホッファーが港湾労働者をやめ、静かな著作生活に身を委ねたのは、六十五歳になってからである。彼の名声は六十歳を過ぎてから、本格的に高まり始めたのだ。ホッファーの人生に出会うとき、人間というものの計り知れない可能性に驚かされる。しかし、同時に、なぜホッファーは、あれほど長きにわたって、世をすね、自分をわざわざ貶めるように生きなければならなかったのだろうか。そう思うとき、彼が子ども時代にどういう扱いを受けたのかに思いが及んでしまう。

妻が亡くなり、残された子どもも視力を失ったとき、途方に暮れた父親は、息子を「白痴の子」と呼んで蔑んだ。父親にとって、息子は愛情の対象であるとともに、自分を苦しめる疫病神のように感じられることも多かったに違いない。八年間もその状態で過ごしたホッファーは、通常の社会的体験の機会を失っただけでなく、深い自己否定を刻まれて大きくなった。視力は回復しても、心に受けた自己否定は、易々と消えることはなかった。そこから回復するのに、五十年の歳月を要したと言えるだろう。

もっと深刻な障害を抱えて育った子どもでも、親が肯定的な愛情と保護を注ぐことができると、たとえば、ヘレン・ケラーのように、自分のハンディさえ引け目に思うことなく、前向きに、自信を持って生きていくことができる。しかし、親のネガティブな考え方を知らず知らず刷り込んでしまうと、それを乗り越えるのに、長い試練のときを要することになる。しかし、ホッファーの人生が教えてくれるように、人は途方もない過酷な試練をも乗り越えてゆけるのだ。

なぜS子は体を売ったのか

ホッファーのような過酷な状況で人生を始めなくても、ホッファーと同じような空虚感や自己否定を抱え、自分をわざわざ傷つけ、貶めてしまう人がいる。はるかに恵まれた境遇で育ち、人が羨むような美質を備えていても、それだけでは助けになってくれない。

S子さんは、親の自慢の娘だった。小さい頃から手のかからない良い子で、親が忙しく共働きをしていたので、早くから自分で自分のことをするようになった。学校時代も取り立てて問題を起こしたこともなく、成績も優秀で、容色にも恵まれていたS子さんは、周囲の憧れの的だった。有名大学に進学し、希望していた学部で学べることに、やり甲斐を感じているようだった。S子さんの将来には、なんの憂いもないかに見えた。

最初の小さな躓《つまず》きは、優秀な大学だけに、周囲の学生のレベルも高く、S子さんは、高校までのようには目立った存在ではなくなったことだ。それでも、自分なりに課題や勉強に取り組んでいた。大学三年のとき、ゼミで知り合った学年が一つ上の男性と交際するようになる。真面目だったS子さんにとって、それが初体験だった。一時は、結婚も考えるほど、関係は順調だったが、彼の方が先に大学を卒業し、就職すると、すれ違いが増えた。とうとう、その年の秋、破局を迎えてしまった。

その頃から、S子さんは次第に不安定になり、再三母親のところに電話をかけてくるようになる。最初は、ただ失恋の痛手かと思って、話を聞き励ましていたのだが、手首を切ったと、その画像を携帯で送りつけてきたり、高額な買い物をして、その金を払わせたりと、次第に両親には納得のいかない行動が増えてくる。支払いを渋っていると、ファッションヘルスでアルバイトを始めたから、と知らせてくる。親は仰天して駆けつけ、借金を払って、その仕事を辞めさせた。だが、その後も、行きずりの男性と関係をもったり、小遣いに困ると、売春紛いのアルバイトをするようになる。

人一倍折り目正しく、道徳的な両親には、娘の変貌がまったく理解できなかった。だが、S子さんにとっては、男たちが自分の体を褒め称え、愛玩し、崇めてくる様子が、この上ない快感になっていた。しかも、お金を払ってくれる。自分にも価値があるということを、これほど強く味わえることは、今のS子さんにとって、ほかにはなかったのである。もちろん、それが、自分を傷つける良くない行為だということもわかっていたが、親が慌てれば慌てるほど、小気味いい気分になるところもあった。親はいつも、世間体や自分の基準をこちらに押しつけてきたのだから、そうはいかないということを思い知らせてやりたいという気持ちもあった。「お前たちの躾や教育が失敗だったということを見せつけてやりたかった」のである。

専門職である親は二人とも忙しく、S子さんが一歳にならないうちから、祖母に面倒を見てもらって、母親は仕事に勤しんだ。たまに顔を合わせたかと思うと、無理やり勉強をやらせられるか、ピアノを練習させられた。間違うと、ひどく怒られた。そんなことも、今さら思い出されてきて、怒りがこみ上げてくる。本にしろ、遊び道具にしろ、S子さんがほしいと思うより先に、親が考えて選んでいた。自分が進みたいと思っていた専門分野も、考えてみたら、親の受け売りだったような気がする。本当に自分がやりたいと思ってしたことなど、何もないように思えるのだ。

S子に転機をもたらしたもの

S子さんは、親から与えられたお仕着せの自分が壁にぶつかったとき、何もほかにとりえのない自分が急に無価値に思え、空虚感にとらわれてしまったのである。その空虚を埋めるため、危険とすれすれの行為や刹那的な快感に代用の満足を求めた。そのことは、一層S子さんを傷つけ、空しい気持ちを深めていった。

しかし、そこには、ポジティブな意味もある。S子さんの行動は、ある意味、親が無理やり与えた自分の枠を打破する試みでもあった。新しく自分を獲得するためには、一旦既成の自分を破壊する必要がある。徐々に自己形成が進んでいる場合は、それほど極端なことをしなくても、スムーズに切り替えが行われるが、親の価値観にがんじがらめになっている場合には、少々手荒なことをしない限り、その縛りを解くことはできない。元優等生や良い子ほど、暴走し始めると、極端なことに走りやすいのは、このためである。

S子さんの場合は、三、四年にわたって、両親を振り回し続けた。両親も最初の一、二年は戸惑うばかりで、おろおろしたり、叱りつけたり、方々に相談に走ったりしたのだが、一向に好転の兆しはなく、事態は悪化する一方だった。

その間、精神科にも通院するようになった。S子さんに与えられた診断は、境界性パーソナリティ障害だった。

S子さんの気持ちを受け止めるようにとの主治医のアドバイスに従い、娘が自分を傷つけたり、貶めるようなことをしても、叱りつけたり嘆いたりせずに、今はそういう方法でしか、自分を認めてもらえないと感じているS子さんの淋しさ、無力感を、わかろうと心がけた。子ども返りしたように甘えてきても、小さな子どものときに与え損なった関心や愛情を取り戻そうとしているのだと思って、存分に甘えさせるようにした。しかし、そうしていると、益々S子さんは子ども返りをして依存してくるようで、両親はこれでいいのか不安になるのだった。目に余って、一言注意すると、途端に顔色が変わり、不機嫌になる。常識的な両親は、S子さんの振る舞いがわがままにしか思われず、怒りにとらわれることも再三だった。ベランダから飛び降りようとして大騒ぎになったとき、両親は自分たちで支えることの限界を感じ、S子さんを入院させることにした。

精神病院への入院生活は、不自由なだけでなく、S子さんにとって大きなショックで、人生の終わりのように感じられた。入院させたことを、絶対許さないと恨みつらみの電話をかけ続けた。

しかし、半月ほど経つと、少しずつ様子が変わり始める。S子さんは、一緒に入院している幅広い年齢層の患者たちと生活する中で、自分が狭い世界に生きていたと感じるようになる。自分よりずっと恵まれない、重い障害を抱えた人たちもいた。そういう人が、S子さんを気遣ってくれることもあった。面会に通ってきてくれる両親の姿が、これまでと少し違って感じられるようになる。怒りや不満ばかり口にしていたのが、入院してよかったかもしれないと言うようになった。

この入院が、最初の転機になったと言える。

退院後も、すっかり落ち着いたわけではなく、些細なことで傷ついて、不機嫌になったり、自傷したりすることもあったので、S子さんに接するとき、両親は相変わらず薄氷を踏むような、おっかなびっくりのところがあった。

二番目の転機は、父親が病気になったことである。S子さんは、よく見舞いに行き、世話をした。そのたびに、父親は、S子さんにありがとうと言った。幸い父親の健康は回復したが、以前のように働くことはできなかった。一家の経済は、以前ほど余裕がなくなった。

その後、S子さんは、次第に落ち着いていった。S子さんは、アルバイトを始める。疲れが溜まったり、うまくいかないことがあると、落ち込んだり、辞めたいと言うこともあったが、両親は、無理はしないでいい、辞めたいのなら辞めたらいいからと、S子さんの意志を尊重した。S子さんは、二、三ヶ所職を変わった末に、就職した職場で、新しい彼氏と出会った。一年後、結婚。今は、あの嵐のような日々がウソのように、穏やかな以前のS子さんに戻っている。

S子さんに、何が起きていたのかと問うと、S子さんは、しばらく考えてから、

「自分に腹を立てていたんだと思う。自分の思い通りにならないことに次々出合って。親から勉強さえしていれば、大丈夫だと言われたのに、そんなの嘘っぱちじゃないって思って。そうなると、それまで我慢していた気持ちが噴き出してきて」

どうしてその状態から抜け出すことができたのかと問うと、

「気が済んだのかな」という答えが返ってきた。「散々わがままを言って、それでも

見捨てもせずに、ずっと支えてくれて……。いつまでも、わがままを言い続けている自分に、年をとって弱ってきた親が、こっちの顔色を見ながら、びくびくしているのを見て、私、何をしてるんだろうって思って。この人たちは、私にそんな悪いことをしたのだろうかって。親のことを責めてばかりいた気持ちが、その頃から段々薄らいでいったというか……。結局、自分でどうにかするしかないんだって。親のせいにしても、始まらないって……。今は、変わらずにいてくれたことを感謝しています」

自殺や自傷を繰り返したり、非行や薬物から抜けられなかった人が、その泥沼から脱することができたとき、しばしば口にするのは、見捨てることなく、変わらずに見守っていてくれたことへの感謝の言葉である。それは、単なる口先だけの言葉ではなく、現実の事実として、ネガティブなとらわれから脱するうえで、とても重要な要素になっているように思える。

結局、ほしかったのは、変わらない愛情なのである。ひねくれて、いじけた、愛情不足の心さえも有無を言わせずに包んでくれる、限りない不動の愛なのである。それをしっかりと確かめることができさえすれば、大きな安心感が次第に蘇り、もう自分や相手を傷つけたり、試す必要もなくなっていく。

それにしても、とらわれとは不思議なものである。頭にかぶせられた袋のようなものので、取れてしまえば、布きれに頭を突っ込んでいただけのこと、ただ向きを変えればよかったのだとわかるのだが、とらわれているときは、それが容易ではない。七転八倒した末に、半ば諦めの境地になり、力が抜けてきたころ、ふと気がついたら取れているのである。

ふくれっ面の少女が微笑むとき

ある十七歳の少女は、生みの母親からも可愛がられず、気まぐれな虐待を受けて育った。母親が父親と別れて家を出て行く日、妹だけを抱きかかえ、「あんたは要らん」と言ったという。やがて、父親は再婚して、義母ができる。初めは優しかった義母も、子どもが生まれると、急に冷たくなった。少女は淋しさを抱えながらも、義母に気に入られようと、生まれてきた弟の面倒を見た。

しかし、父親とケンカをした義母が家を飛び出したとき、やはり連れていったのは、生まれてきた弟だけだった。二度も置いてきぼりにされたと感じ、自分は所詮要らない子なのだと思った。そんな少女の傷ついた気持ちは顧みられるどころか、妻の家出に慌てた父親は少女を責めた。お前が言うことを聞かずに困らせたから、お義母《かあ》さんは出ていってしまったのだと。少女は父親からも見捨てられたと思った。義母が渋々帰ってくると、父親は義母の顔色ばかりうかがい、少女も父親に叱られないように子守や家事に励んだ。少女が心の中に抑え込んだものを顧みる人はいなかった。

中学生になると、少女は淋しさを紛らわすように、ちやほやしてくれる大人の男たちに身を任せることを覚える。同じような淋しさを抱えた人と、親しくなって、一緒に暮らしたこともあった。だが、どの関係も、長くは続かなかった。相手のすべてを求めすぎて、やがてすれ違いが始まる。そうなると、相手のことが信じられなくなり、傷つけ合って終わってしまうのだ。結局、人は自分を見捨ててしまうという確信だけが残った。そんな少女が行き着いたのは、ドラッグだった。ドラッグはウソも吐かなければ、裏切りもしない。払ったお金の分だけ気持ちよくしてくれる。援交で稼いだ金で、ドラッグを買った。

そんな少女にも救いの手を差しのべてくれる人はいた。アルバイト先の会社の社長夫妻である。信仰心が篤く、困っている人を放っておけない性格の夫妻は、少女のことを気の毒に思い、何くれとなく親切にしてくれた。義母との折り合いが悪く、家を飛び出してきたときにも、泊めてくれた。少女は、自分の親のように夫妻に話を聞いてもらい、甘えたのである。

だが、夫妻も、少女のことばかりをかまってはいられなかった。ほかに客が来ていたり、仕事で忙しかったりすると、鬱陶しそうな顔をすることもあった。すると、少女はひどく裏切られたような気持ちになるのだ。今までの親切はなんだったのだろう。

結局、自分は要らない子なのか。なら最初から、優しくなんかしなければいい。と、そんなふうに思ってしまうのだ。そして、世話になった夫妻の恩を、仇で返すことをしてしまう。ある日、ドラッグほしさに、少女は店の金庫から、お金を盗んでしまったのである。

少年院にやってきてからも、少女はまるで立ち直る意志もなく、すべてに投げやりだった。生きていても仕方がない。死にたいという言葉を面接のたびに口にした。ボールペンやプラスチックの破片で、自分を傷つけることもあった。それに追い打ちをかけるように、父親と義母は、本人の引き取り拒否を伝えてきた。もう一緒に暮らしていくことはできないというのだ。社会に帰る目処も立たない状況で、事件は起きた。

別の少女への手紙が、破られトイレに捨てられていたのだ。その子の親から届いた手紙だった。施設で暮らす子にとって、外部からの手紙は宝物のようなものだ。初めはシラを切っていたが、その場に近寄ることができたのは、その少女しかいなかった。厳しく追及され、とうとう自分の仕業だと認めた。親から愛情のこもった手紙をもらえるのが妬ましかったと理由を述べた。

少女の出院は大幅に先に延びた。周りからも冷たい目で見られることになった。手紙を捨てられた方の少女とは、仲が良かっただけになおさらである。自分のしたことが自分に跳ね返ってきたのだとはいえ、少年院の中でさえ、誰もまともに相手してくれない事態は、さすがにこたえた。すべてが自分を責める存在に思え、少女のことをなんとかしたいと思っている職員にまで、些細なことで食ってかかった。だが、それもまた自分に跳ね返ってくるだけだった。

そんなどん底で、少女に少しずつ変化が起きた。不調を理由に、休みがちだった日課に、きちんと出てくるようになった。それから三ヶ月ほど経ったある日、少女は自分の中に起きた変化をこう話した。

「ずっとつらい思いばかりして育ってきたと思って、親を恨んでいたけど。今だって親を恨んでいないと言ったらウソになる。『あんたは要らん』といった母の言葉は、一生心から消えんと思う。でも、私、こう考えたんです。そうは言っても、私、今、生きてるやんって。今、こうして生きてるいうことは、誰かがミルクをくれて、誰かがおしめを替えてくれて、誰かが面倒見てくれたってことやろって。殺されたり、コインロッカーに捨てられたりはしなかったってことやろ。誰かが面倒を見てくれたから、ここまで生きてこれたんやって。それが、生んでくれた母と父だったら、もっと幸せだったかもしらんけど、でも、足りん分を誰かが補ってくれたんやって。そしたら、私、小さい頃、お祖父《じい》ちゃんとお祖母《ばあ》ちゃんに、すごく可愛がられていたことを思い出したんです。ほかにも、私のことを気に掛けてくれたり、愛情をくれた人がいたなって……。ここまで大きくなれて、生きてるってことは、誰かが守ってくれたってことやろって。そう思ったら、不満ばっかり言っている自分が、少し申し訳ないような気がしたんです」

いつもふくれっ面か、ふて腐れた暗い顔をしていた少女は、そう話すと、爽やかな笑みを浮かべた。不満と恨みという形でしか話ができなかった少女が、小さな脱皮を遂げた瞬間だった。

どん底まで墜ちることによって価値観が逆転するということは、人生のターニングポイントにおいて、しばしば経験されることだ。責任転嫁と責任回避を続けて、それでもどうにか許されていれば、生きるという原点に立ち戻って、新たに歩み出そうとすることはなかっただろう。そんな言い訳がもう利かないというところまできて、後ろしか見なかった少女が、前を向いたのだ。過去の負の遺産を、ゼロに合わせ直すことによって、もう一度始め直すことができるということに、闇雲の試行錯誤の中でたどり着いたのだ。

しかし、この少女が生きるために編み出した、この少女なりの哲学を、もっともらしい抽象概念に置き換えようとしたとき、その哲学は命を失うだろう。「私、今、生きてるやん。今、こうして生きてるいうことは、誰かがミルクをくれて、誰かがおしめを替えてくれたってことやろ?」という、少女が発する必死の叫びの中にこそ、その命は宿っているように思える。

これをそのまま誰かに聞かせたところで、なんの変化も生み出さないだろう。心の準備が整い、機が熟した人にだけ、それは響くものなのだ。たとえ、今は何も感じなくても、いつかそのときに、心にぴたっとくるということもある。

生きようという主体的欲求

生きていたくないのに生きている、死ねないから生きているという人も少なくないだろう。この少女のように、生きていても仕方がない、自分なんか生まれてこなければよかったのだという思いを拭い去れない人にとって、生きようという気持ちを持ち、自分の人生を受け入れることができるようになるには、長い時間と大きな試練を必要とする。

生きるということは、その本性において主体的である。生きようという主体的な欲求を、外から押しつけることはできない。自分から生きたいと欲していない者を、無理やり生かそうとすることほど難しいことはない。いくら周囲が生きてほしいと願っても、当の本人が生きることを本当の意味で望まなければ、どうすることもできない。

生きたいという根源的な欲求をなくしてしまう場合には、大きく二通りある。一つは、喜びを与えてくれる存在がなくなった場合であり、もう一つは、自分のものではない生き方を強いられた場合である。

サルの赤ん坊は、母親がいないと、たとえ乳を与えられ世話をされても、その多くは死んでしまう。生き延びても、成長の遅れや、不安が強く、仲間に無関心だったり、攻撃的な性格になってしまう。子どもにとって、喜びの源泉である母親を奪われるということは、命自体を脅かす大事なのである。乳幼児期だけに留まらず、人は生きている間中、喜びを与えてくれる存在を必要とする。それなくしては、生きる甲斐を失ってしまうのだ。

だが、一方で、手取り足取りの干渉を受けすぎた子どもは、神経質で、人の顔色ばかりうかがい、自分に自信のない青年になる。手厚い世話と多くの楽しみを与えられていても、心からの満足や喜びを知らない。自分から求めたものを、自分で努力して手に入れる喜びが育っていないと、本当の喜びを味わうことはできないのだ。喜びは、主体性と深く結びついている。自分が求めるから、それは喜びとなるのだ。主体性が損なわれた人生は、空虚である。自分の人生であって、自分の人生でないように思えてしまう。

生きることが、無理強いされ、やらされたものと感じられるとき、生きようとするモチベーションは萎んでしまう。周囲がどんなに生きてほしいと望んでも、自分から生きたいという主体的な欲求を生み出すことにはつながりにくい。やはりそれは、自分の意志に反して、押しつけられるものでしかない。自分の意志を示す行為は、それに背くこと、つまり自殺することによって果たされてしまいかねない。

本人はただ手をこまねいているわけではない。生きる可能性を求めて、意識的に、無意識的に、さまざまな試みを行おうとする。それは一見、自分を貶め、痛めつけているように見えることもあるが、生きようとする必死の試みなのだ。それはちょうど、感染症に罹ると高熱を出すことに似ている。高い熱を出すと、益々身体は弱り、苦しさは増すのだが、発熱することにより、ウイルスや細菌を撃退し、生き延びようとするのだ。

どんどん不利な状況に自分を引き込み、目を覆いたくなるような惨状に我が身を置こうとすることもある。もちろん意識してそうなったのではないが、益々事態を悪化させるようなことを、自らしてしまうのだ。それは、愚かしい破滅的な行為にも見えるが、後から振り返ると、救いを見出そうとする隠れた意志が働いていたとしか思えないこともある。というのも、とことん状況が悪くなったときに、事態が逆転し、そこから思いがけない展開が始まるということを、しばしば経験するからである。どん底まで落ち、地獄を見る体験をすることが、逆に生きようとする気持ちを蘇らせるということは少なくない。それを「底つき体験」という。

どん底の経験は、その人その人にとって、さまざまな形を取る。少年院や刑務所に入ることが、それであることもあれば、全財産を失い、日々のパンにも事欠く状況になることが、それであることもある。自殺企図や事故で死にかけることが、転機となることもある。

極限体験と逆転する価値

「パブロフの犬」として呼ばれる現象は、条件反射の例としてよく知られている。犬に肉を与える前に、ベルの音を聞かせていると、ベルの音を聞いただけで、犬はよだれを垂らすようになるというものだ。実は、この条件付け操作の話には、もう少し先がある。一旦身につけた条件反射を消すこともできるのである。その原理は、まったくの偶然から発見された。

一九二四年レニングラード（現サンクトペテルブルク）は、大洪水に見舞われた。ロシアの生理学者イアン・パブロフの実験室も、浸水の被害に遭ったが、そこには、実験用の犬たちの飼育室もあった。幸い、溺れてしまう前に、間一髪犬たちを救い出すことができたのだが、実験を再開してみると、獲得したはずの条件反射が起きなくなっていることに気がついた。もう一度条件付け操作をすると、また犬たちからは、うになったが、試しに、命に危険が迫るような状況を再現すると、条件反射が起きるよ身についたはずの反応パターンが消えていたのである。

さらに、もっと驚いたことに、極限状況に遭遇した犬は、性格まで正反対に変わってしまっていた。大人しかった犬が狂暴になったり、暴れん坊だった犬が逆に穏やかになったりした。まるで、心が入れ替わったように、行動様式が逆転してしまったのである。

この発見は、その後、政治的、軍事的な意図のもとに、「洗脳」とか「マインドコントロール」と呼ばれる心理的操作に応用されることとなるが、そうした悪用とは別に、どん底を味わったとき、その人の中で価値観の逆転が起き、別人のように生まれ変わるという現象を説明するのに役立つだろう。

逆転に至るためには、今までの生き方や方法がまったく通用しないという絶望的な状況が必要なのである。その意味で、絶望はとても建設的な意味をもつと言える。絶望することによって、その人は変わるかもしれないのだ。生きるために、その人の根本的な価値観さえも、変更されるのだ。

どん底を極める

どん底を極めるという点で、ロシアの文豪ドストエフスキーの人生は、最たる実例であると同時に、その軌跡は、偉大な作品群にも増して、われわれを勇気づけてくれる。『カラマーゾフの兄弟』や『罪と罰』の不朽の傑作で知られるロシアの作家ドストエフスキーもまた、深刻な生きづらさを抱え、苦難の人生の中を、希望と光を求めてさまよった人物であった。

ドストエフスキーの抱えた生きづらさには、生まれ持った不器用でこだわりの強い性格によるところも大きかったが、それをさらに悪化させたのは、歪んだ家族関係だった。病院勤務の軍医だった父親は、アルコール依存の癇癪持ちで、横暴で偏執的な人物だった。子どもたちに父親らしい愛情を注ぐどころか、過酷な厳しさで息子たちを押さえつけた。息子たちは寄宿学校に入れられ、小遣いも与えられず、外出も交友も許されず、一日八時間の勉強を三年間強いられたという。

陸軍工兵学校に進んだ年に母親が亡くなる。益々飲酒が昂じ、その極端な性格のため、恨みを買っていた父親は、自分の農奴（小作人）に馬車の中で襲われ、殺害されてしまう。

ところが、父親の死は、思いがけない余波をもたらす。父親の遺産により、まだ十代後半の息子たちが、毎年五千ルーブルもの大金を自由にできるようになったのだ。しかし、このことは、長い目で見ると息子たちの人生を狂わせることとなった。日々の空虚感を紛らわす手段として、ドストエフスキーは浪費の味を覚え、悪い遊びや賭け事にも手を染めることとなった。地道に働くことには関心がなく、文学で身を立てようという野心ばかりを膨らませる。ドストエフスキーは心に虚無と肥大したプライドというアンバランスを抱えた、極めて今日的な青年になっていく。

仕事も辞めてしまい、借金地獄に陥ると、遺産を毎年受け取る権利を、たった千ルーブルで叩き売り、小説『貧しき人々』の執筆にすべてを賭ける。これが不成功に終わったら、ネヴァ川に身を投げて死ぬつもりだった。

幸いにも、『貧しき人々』は、成功を博し、彼は一躍時代の寵児となる。ところが、この幸運も、迫り来る破滅から、彼の人生を救うことはできなかった。ドストエフスキーの頑なな性格と高すぎるプライドが、周囲の反感と顰蹙《ひんしゅく》を買い、せっかくの幸運を台無しにしただけでなく、文壇においても孤立してしまうのだ。

かつてドストエフスキーを絶賛した批評家ベリンスキーも、そっぽを向いてしまい、出版社の前借りを返すために書かれた作品は、酷評に遭う。ドストエフスキーの生活は荒み、その鬱憤を、反政府活動に関わることで紛らわすようになる。それは、やがて最悪の事態を招くこととなる。不穏分子の摘発に遭い、ドストエフスキーも検挙されてしまうのである。軍法会議の判決は、死刑であった。皇帝の特赦により四年の懲役と無期限の兵役義務に減刑されたが、そのことは被告らには知らされなかった。

十二月の早朝、ドストエフスキーたちは、断頭台の並ぶ刑場に引き出される。最初の三人が柱に括りつけられると、兵士が銃を構えた。そのとき、ハンカチが振られ、銃殺は中止された。見せしめのための芝居だったが、その短い間に、発狂してしまった者もいた。

それから、足かけ十年に及ぶ流刑生活を送ることになる。シベリアのオムスクは、冬には零下四十度を下回る極寒の地で、そこの監獄での生活は、想像を絶した悲惨なものであった。床には、汚物が二十センチも積もり、雨漏りや汚水で水たまりが各所にできていた。そこで、「樽詰めの鯡《にしん》のように」ひしめき合って暮らすのである。一人になることは、トイレのときさえも許されない。用便は、入口に置かれたバケツで、大も小も足すのである。食事はパンとスープだけ。それで、毎日長時間の重労働を強いられた。しかも、一緒に暮らす住人たちは、当然のことながら、一癖も二癖もある罪人たちで、自分勝手と異常性がまかり通り、常軌を逸した予測不可能なことが絶えず起きるのだった。

だが、このどん底の流刑生活がドストエフスキーを人間的に鍛え、より深い人間観察の目と人間愛に目覚めさせていく。流刑地から出されたドフトエフスキーの手紙には、かつての不満に満ちた、恨みがましい思いではなく、清々しいともいえる前向きな感情を見て取ることができる。

「この四年間に、僕の魂、信念、精神に何が起ったかということに就いては申し上げますまい、あんまり長くなるから。あんまり現実というものが苦しいので、絶えず瞑想のうちに逃れていたが、これはどうやら無駄なことではなかったらしい。今、僕は以前思っても見なかった望みや希《ねが》いを持っています」（『ドストエフスキイの生活』「オムスクより兄宛の手紙」、小林秀雄著）

また、こうも書く。

「泥棒達相手の四年間の牢中《ろうちゆう》生活でさえ、結局人間を発見するという事で終ったのです。貴女《あなた》は信じられるだろうか。ここには深い、強い、美しい性格を持った人々がいるのだ。粗悪な地殻の下にかくれた黄金を見附ける事は実に楽しいものです」（前掲書）

餓えと凍えと鞭に怯える最低の暮らしの中で、ドストエフスキーは人間の醜さや異常性とともに、美しさや気高さにも開眼していくのである。人間を憎悪し、煩わしく思う一方で、助け合って生きる喜びを知り、生きんとする力を取り戻していく。

人生最大のピンチと思われることが、その人を結果的に救うということは少なくない。ターニングポイントは、さまざまな仕方でやってくる。破産や挫折ですべてを失う経験も転機となり得るが、自分を支えてくれていた者の病気や死が、きっかけとなることもある。

『愛人　ラマン』などの作品で知られるフランスの女性作家マルグリット・デュラスは、兄の人生について回想している。デュラスの母親は、娘には無関心で、一番上の息子ばかりを溺愛した。その結果、愛情に飢えたデュラスは、十代のときには金持ちの中国人の愛人になり、今で言えば援助交際をして、淋しさを紛らわせていた。一方、母親から甘やかされて育った兄の方は、すっかりスポイルされてしまい、大きくなっても働こうとせず、母親からせびりとった金で酒とギャンブルに溺れた。母親が爪に火を灯すような思いで、節約し、貯めた金で買った家を、一晩で抵当に入れる。森を伐採した収入も、一晩で使い果たす。臨終の母親からさえ、金を盗むありさまだった。ところが、母親は、その息子に、財産の大部分を遺すと遺言し、娘にはわずかしか与えなかったのである。

母親の遺産を、賭け事ですってしまうと、母親の形見の家具までも賭けてしまった。それでも足りずに、妹のデュラスが長年かかって貯めた五万フランを盗む。すべてを使い果たすと、兄は路頭に迷うことになった。

すると、奇跡が起きた。一度もまともに働いたことのなかった兄が、五十代になって仕事を始めたのである。それから十五年間、保険会社の守衛として働き、日々の生活費を稼ぎ、生まれて初めて自活した。ずっと空虚感に悩まされ、ギャンブルと酒に身を持ち崩してきた兄は、初めて地に足のついた暮らしを営んだのである。

絶望から受容に至るプロセス

人にとって、もっとも過酷な体験は、自分の死に向き合うことだが、それと同じくらいつらい体験は、愛する存在を失うことだろう。自分の死は、自分の死であると同時に、自分が愛している存在、自分を必要としている存在から切り離されてしまうという事態でもあり、若いうちに死と向き合わねばならない場合には、二重三重に過酷なものとなる。

もはや何のつながりも愛する人もこの世に存在しなければ、死はむしろ救いであり解放となるかもしれない。未練が大きいほど、その苦悩も深まる。つまり、死を本当に過酷なものとするのは、愛する存在とのつながりから切り離され、もはや人生を共有していくことができないという絶対的な孤独感なのかもしれない。

その意味では、離別や離婚といった事態も、死と同じくらいつらい苦しみとなり得る。その存在が、互いに安全基地として、深い絆を感じているとき、それを失う衝撃は、自分の半身をもぎ取られるような、大地が崩れ落ちるような喪失感をもたらす。

愛する存在を失う苦痛と絶望から、人はいかにして立ち上がることができるのか。

末期ガンの患者の最期の日々を見つめたエリザベス・キューブラー・ロスの『死ぬ瞬間』は、自分の死という最悪の事態を、その人が受け入れていくプロセスには、五つの段階があるとする。

最初の段階は、「否認と孤立」である。自分が死病に取りつかれ、余命がいくばくも残されていないという現実を突きつけられても、それを受け入れることができず、何かの間違いではないのか、どうにか治るすべがあるのではないのかと、迫りくる死という現実を受け入れることができない。ほかの医者に診てもらったり、治すことができるという言葉にすがろうとしたりする。

しかし、回復の見込みがないという現実を突きつけられるにつれ、今度は「怒り」の段階が現れる。自分だけが不当にも、こんな目に遭わなければならないという理不尽さに憤り、周りのせいでこんなことになったと考え、周囲に八つ当たりすることもある。

怒りも通用しないとわかると、今度は「取引」の段階が現れる。自分の非を悔い改めるので、あと何年生きさせてほしいとか、ある事をし終えるまでは待ってほしいと、死自体は逃れようがないと諦める代わりに、条件付きの先延ばしという形で妥協を図ろうとする。

取引も通用しないとなると、「抑うつ」の段階が現れる。自分の無力さを思い知ると同時に、もう望みがないという動かしがたい現実の前に絶望し、打ちのめされるのだ。

この絶望の後に現れるのが、穏やかな「受容」の段階である。もはや自分の運命と戦おうとはせず、死を自然なプロセスとして受け入れようとする。

受容に至るプロセスは、自分の死に対してだけでなく、愛する者の死に対しても認められるという。キューブラー・ロスは、その著『永遠の別れ』において、愛する者の死と向き合わねばならなかった多くの事例を通じて、そのことを明らかにしている。

愛する者の死に直面したとき、誰もが最初は否認し、まだ現実だとは思えない。しかし、現実だと知ると、怒りの気持ちがわいたり、「自分の非を反省するので、どうか愛する存在を奪わないでほしい」と交換条件をもちだして、神にすがろうとしたりする。だが、容赦なく訪れる死という現実の前で、どんな抵抗も祈りも無駄だと知ると、絶望と悲嘆に陥る。ところが、その悲しみのどん底の中から、受容が始まる。愛する者がもういないという現実を受け入れ、新たな現実の中で生きていこうとし始める。

否認や怒りや取引といった段階は、死という現実と戦っている段階だとも言える。全体で見れば、戦いの段階が長く、そしてそれが長ければ長いほど、苦しみも長い。

戦いの段階は、絶望と希望の間で目まぐるしく揺れる段階だとも言える。しかし、もはやすべての希望が断ち切られたと悟ることで、新たな現実の受容が始まるのである。つまり、これまで通りの現実に執着し、それにしがみつこうとするほど、新たな事態を受け入れることは困難になり、苦しみが続くことになる。

このプロセスは、死という究極の事態のみならず、別離とか結婚の破綻、失恋というもっと卑近な現実にも当てはまる。

愛する人から別れを切り出され、拒絶を突きつけられたとき、その事態にあたかも気づかないように、それまで通りの関係を続けようとするのは、否認の段階だと言える。やがて、それが通用しなくなると、相手の心変わりや拒否に対して怒りを覚え、相手を非難する。それも無駄だと知ると、形だけでも関係を維持してほしいと妥協を図ったり、恋人は無理でもお友達の関係で、受け入れてもらおうとしたりする。知り合いに説得してもらったり、悪い点を反省して、なんとか別れを免れようとする。取引の段階だと言える。

末期ガンの場合とは違って、結婚生活や恋愛関係の破綻の場合には、取引による譲歩や努力の結果、しばしば〝延命〟することもある。しかし、いよいよ関係修復が難しく、愛を取り戻すことが望みがたいという現実を思い知る日が来る。絶望と悲嘆を味わうことになるが、そこを通過することによって、むしろ苦しみが終わり、新たな生活へと進んでいける。その人自身の死に向き合う場合とは違い、別れは終わりではない。新たな再生の始まりでもある。

新たな希望を取り戻すためには、無残に壊れてしまった現実にしがみつき続けるよりも、終わった事態を受け入れ、前に進むことも必要なのである。それは一つの関係の死であり、かけがえのないものだった愛の終わりを受け入れることであり、決して楽なことではないが、苦しみを必要以上に長引かせず、安定と希望を取り戻すためには必要なプロセスなのである。

第七章 生きる意味を求めて

ニヒリズムのように、生きることにはなんの意味もないと悟ることで、むしろ自分を解放し、自由な力を取り戻すことも生きるための哲学である。が、同時に、そう言っている人にしても、まったくすべての営みが、なんの意味もないと、心の底から思っているわけではないようだ。でなければ、モームが、あれほど多くの作品を書き続けることはなかっただろうし、ショーペンハウアーが、自らの哲学を完成させようと、コツコツ原稿に向かうことはなかっただろう。彼らは、自らの仕事をすることになにがしかの意味があると思ったから、その行為をやり続けたのではないだろうか。

人は、その言葉によってよりも、その行動や生き方によって真実を語る。それゆえ、どんなにもっともらしい言葉も、ありがたい立派な言葉も、話半分に聞くことにしている。そもそも言葉の機能の一つは、ウソを吐くことだからである。

彼らの言葉ではなく、彼らの生きざまから見えてくるのは、彼らもまた生きるのに意味を必要としていた、それも、平凡ではなく、特別に立派な意味を必要としていたということに思える。

最後の章である本章では、生きる意味という観点から、生きるための哲学について考えてみたい。

危機の哲学者

つねに自殺の危機に瀕しながら、人生の意味について思索し、自らが抱える危機を乗り越えようとした哲学者がいた。彼はいわゆるニヒリズムの哲学者ではないが、心に巨大な虚無を抱えていた。抱えている虚無に向かい合うことから出発し、それを考え抜くことで、ニヒリズムを克服した人だとも言える。その哲学者の名をウィトゲンシュタインという。彼は先に述べたショーペンハウアーの愛読者でもあり、ショーペンハウアーの哲学から大きな影響を受けている。

ルートヴィッヒ・ウィトゲンシュタインは、一八八九年オーストリアの首都ウィーンで生まれた。ウィトゲンシュタイン家は、祖父ヘルマンの代から商売で財を成していたが、父カールは、気骨のある人物で、若い頃は父親に反抗し、家を飛び出して単身アメリカに渡り、バーテンやヴァイオリン弾きまで、あらゆる仕事を経験したという。母国に戻ってきてからは、鉄鋼会社の経営に乗り出し大成功を収め、巨万の富を築いた。

だが、エネルギーと自信にあふれるスパルタ式の父親は、子どもたちにとっては、必ずしも良い父親ではなかった。子どもたちはいずれも芸術家気質の繊細な質《たち》で、厳格な父親の教育は、潔癖な性格を逆に助長することになった。五人いた息子のうち、上の三人がいずれも自殺を遂げている。ルートヴィッヒは末っ子で、ほかに三人の姉がいた。兄たちの相次ぐ自殺は、当然、思春期を迎えていたウィトゲンシュタインにも暗い影を落とし、彼自身、自殺をしばしば考えるようになる。

ウィトゲンシュタインは、十四歳まで学校には行かず、家庭教師から指導を受けたが、勉強はぱっとしなかった。機械いじりが好きだったため、自然科学に重きをおく実科学校に進むことになった。しかし、実科学校での成績も今ひとつで、飛行機の組み立てに興味を抱くようになったウィトゲンシュタインは、工科大学に進学する。しかし、そこでの勉強は彼の期待に応えるものではなかった。

ウィトゲンシュタインは、一年で工科大学に見切りをつけ、イギリスのダービーシャーにある上層気象研究所に赴くと、飛行の実験にたずさわる。飛行機のエンジンやプロペラの研究を進めるため、マンチェスター大学の研究所に移った。プロペラの研究には、高度な数学が必要だった。彼は数学に対する関心を深める。それが、数学の基礎的研究の興味を目覚めさせることになり、さらには彼の天職となる論理学や哲学の研究へとつながっていった。人生とは不思議な連鎖を持つものである。

ラッセルとの出会いと父の死

当時その領域で先進的な研究を行っていたのが、哲学者のバートランド・ラッセルであった。ウィトゲンシュタインは、ラッセルをケンブリッジ大学まで訪ねていく。この出会いが、彼の運命を切り開くことになる。ウィトゲンシュタインは、二十二歳であった。

ラッセルの親切な計らいにより、ウィトゲンシュタインは、翌年から講義を受講できることとなる。しかも、大学院生として、ラッセルの指導を受けることとなった。水を得た魚のように、ウィトゲンシュタインは、論理学や哲学、心理学を学び、瞬く間に吸収していった。

ケンブリッジでは、ラッセル以外にも多くの知己を得たが、その中でもとりわけ親しくなったのが、二つ年下で、数学科の学生だったデヴィッド・ピンセントである。ウィトゲンシュタインは、ピンセントと、論理学や音楽についての関心を共有することができ、彼を相手に議論したり旅行をしたりした。ようやく人生の方向性が定まってきたかに見えた。

そこに、彼の人生において重大な事件が相次いで起こる。一つは、父カールの死であった。父親がガンのため、手術の甲斐もなく亡くなったのだ。

父の死を、ウィトゲンシュタインはどう受け止めたのか。彼はラッセルへの手紙でこう綴っている。

「私の親愛なる父はきのう午後死にました。それは、私が想像しうる最も美しい死でした。いささかの苦痛もなく、子供のように眠りに落ちました！　私は、彼が息を引き取るまでの数時間の間、一時も悲しみを感ぜず、むしろ、最高に喜びを感じました。私は、この死に或る一つの人生全体に匹敵する価値があった、と思います。……」

（『ウィトゲンシュタインの生涯と哲学』黒崎宏著）

モームが養父の死を描くときの、意地悪なまでの冷酷さとは、まるで異なるが、肉親の死を悲しむという通常の感覚ともかけ離れた心境を、そこに見て取ることができる。その厳かな高揚感には、肉親の情愛という以上に、ウィトゲンシュタインにとって、父の存在がどれほど大きかったかを感じさせる。偉大な父の安らかな死に対する感銘を「最高の喜び」にしたものには、ウィトゲンシュタインを縛っていたものからの開放感も含まれていたように思える。

実際、父の死以降、ウィトゲンシュタインは、その高揚感を持続させるかのように、自分らしい生き方を誰憚ることなく追求し始める。その一つは、父親の莫大な遺産を放棄することであった。ノルウェーのフィヨルドにある村ショルデンに滞在して、その地が気に入ると、そこに引きこもって、隠遁生活をするという計画を立てたりした。世俗社会の中で生きることは、繊細で傷つきやすいウィトゲンシュタインにとって、あまりにも煩わしく不快なことだったのだ。

そうした状況で、ウィトゲンシュタインの人生だけでなく、世界を揺るがす一大事が起きる。一九一四年七月二十八日第一次世界大戦が勃発したのである。

死の危険に瀕しながら

ウィトゲンシュタインは、ただちに軍隊に志願する。二十五歳であった。名高い『論理哲学論考』は、この従軍期間中に書き継がれ、終戦の直前に事実上の完成を見る。しかも、彼はその多くの期間を、前線で過ごしていた。ことに一九一六年六月には、激戦で知られる「ブルシーロフ攻勢」の真っただ中にいた。いつ死んでもおかしくない状況で、ウィトゲンシュタインは、手稿を書き続けた。そうした状況に置かれたがゆえに、彼は哲学を求め、自らの思索を、自らの精神を保ち、生き続けるために書き留めたのである。そこには、彼のよく知られるクールな文体とは異なる、生きることの意味への渇望に満ちた激しい思索の痕を認めることができる。

彼の従軍生活は、四年後の一九一八年十一月に大戦が終わり、捕虜となるまで続くことになる。

後に彼は、こう述べている。「戦争が私を救った」と。ウィトゲンシュタインは、決して軍国主義や戦争を賛美したわけではない。戦争は人間性を踏みにじる悲劇であり、ウィトゲンシュタインも死の恐怖にさいなまれ、酸鼻を極めた悲惨さをその目で見なければならなかった。戦争は、無二の親友ピンセントを奪うことにもなった。戦争から帰ってきたとき、かつての明るく、魅力的な青年は、気難しい、陰気な人物に変わっていたとも伝えられている。

だが、それでも、彼はもう一つの心の現実として、「私を救った」と述懐しているのだ。実際、彼の自殺願望は、この戦争を機に薄らいでいく。彼は生きるということに、以前とは違う関わり方を見せ始めるのである。

それは、この従軍生活の中で成し遂げられた哲学の完成とも無縁ではなかった。彼は生きるために哲学し、その哲学を自ら実践していく。

従軍中に書き継がれた手稿は、『草稿　一九一四－一九一六』として纏められ、彼の死後、出版された。そのうちには、完成した『論理哲学論考』に採り入れられた部分もあるが、削られた部分も少なくない。しかし、完成品の哲学からはみ出した部分からは、人間ウィトゲンシュタインの生の呻吟が、ありありと響いてくる。

ロシア軍からの猛攻撃に曝され、撤退が行われる中で、ウィトゲンシュタインの書くものは、それまでの落ち着いた論理学的テーマから、形而上学的なものに飛躍していく。

一九一六年六月一一日
神と生きる目的について、私は何を知っているだろうか。
私は知る、この世界が存在することを。
私の眼差しが視野の中にあるように、私が世界の中にあることを。
世界にかかわる問題を、我々は世界の意味と名づけることを。
世界の意味は世界の中にはなく、世界の外にあることを。
生きることが世界であることを。
私の意志が世界にあまねく染み渡っていることを。
私の意志が善であるか悪であることを。
従って善と悪は世界の意味と何らかの関係があることを。
生きることの意味を、すなわち世界の意味を我々は神と呼ぶことができる。
そして、それは神を父に喩えることと結びついている。
祈りとは、生きることの意味について思うことである。

私は世界の出来事を、私の意志のままに支配することはできない。私はまったく無力だ。

ただ、意のままにしようとすることを諦めることによって、この世界から独立することができ――それによって、ある意味で、この世界を支配することができるのだ。

（『ウィトゲンシュタイン全集1』「草稿一九一四―一九一六」、奥雅博訳より、一部口語的に改変、以下同じ）

この一節にも、ショーペンハウアーの影響が感じられる。世界は私に属しながら、私の思い通りにはならず、逆に思い通りにしようとすることを諦めることで、コントロールできるという発想は、ショーペンハウアーから受け継いだものである。

だが、ショーペンハウアーにおいては、無意味に翻弄するものでしかない意志は、ウィトゲンシュタインにおいては、意味をもつ神として捉えられようとする。

神と言うと、違和感がある人も多いかもしれないが、特定の宗教の信仰対象というよりも、世界に意味を与えている何かであり、われわれを動かしている大きな意志のようなものと考えていいだろう。

極限的な状況に置かれたとき、人は現実自体よりも、それを超えた何かを感じとり、そこから意味を汲み取ることで生きようとする。現実だけに向き合えば、押しつぶされるような救いのない状況も、現実を超えた何かを感じることで、生きる意味が生まれるのである。ウィトゲンシュタインもまた、前線で死の危険に直面したとき、何か現実を超越した意味を感じ取ろうとする。それは、彼が語り得ないものとして、哲学から排除することになるものでもある。

ここに見られるウィトゲンシュタインの思想には、意のままにならず、不快な世界から距離をおくことで、世界に翻弄されず自分を保とうとする思惑と、そうした世界の背後には、何か崇高な意味があると信じようとする願望が交錯している。

現実から距離をとることと、現実から事実を超えた意味を汲み取ること、それはどちらも、生きるための哲学として、精神の破綻から身を守るためのものである。生きるための哲学が先にあるのではなく、生きるための営みが、それを自然と必要とし、ぎりぎりの生を支えるために生み出されていく。

彼の言葉は鋭さを増し、過激なまでに、自分の問いに対する答えを、妥協することなく求めていく。

一九一六年七月八日

神を信じるとは、生きることの意味についての問いを理解することである。

神を信じるとは、世界の出来事によって、問題が片付くわけではないことを知ることである。

神を信じるとは、生きることが意味をもつことを知ることである。

世界は私に与えられている。すなわち私の意志は、すでにそこにある何者かであるこの世界に、全く外から近づくのである。

（私の意志が何であるか、私はいまだ知らない。）

したがって我々は、ある見知らぬ意志に依存しているという感情を抱くのである。

このことがどうあるにせよ、いずれにしても我々は或る意味で依存している。

そして我々が依存するものを、神と称することができる。

神はこの意味で運命そのものであるか、あるいは——同じことになるが——私の意志から独立な世界である。

私は運命から独立しうる。

二つの神的なるもの、即ち世界と、私の独立した自我、が存在する。

私は幸福か不幸かのいずれかである。これが全てである。善悪は存在しない、と語ることができる。

たとえ死を前にしても、幸福な人は恐れを抱いてはならない。

時間の中ではなく、現在の中で生きる人のみが幸福である。

現在の中での生にとって、死は存在しない。

死は生の出来事ではない。死は世界の事実ではない。

もし永遠ということで無限なときの継続ではなく無時間性が理解されているのなら、現在の中で生きる人は永遠に生きると、語ることができる。

幸福に生きるためには、私は世界と一致せねばならない。そしてこのことが「幸福である」と言われることなのだ。

この時私は、自分がそれに依存していると思われる、あの見知らぬ意志と、いわば一致している。これが「私は神の意志を行う」と言われることである。

死を前にした恐れは、過った、即ち悪しき生の最良のしるしである。

私の良心が平衡を失うとき、私はあるものと不一致である。しかしそれは何なのか。世界なのか。

良心は神の声である、と語ることは確かに正しい。

例えば、私はこれこれの人を侮辱した、と考えることは、私を不幸にする。これは私の良心なのか。

「いかなるものであれ、汝の良心に従って行動せよ」と語ることは可能か。

幸福に生きよ！（前掲書）

分裂と破綻の瀬戸際で、危ういバランスを保っている思索の言葉は、語り得ないものを語ろうとするがゆえの混乱を呈しつつも、統合しきれないものを統合しようとする差し迫った情熱によって、何かを浮かび上がらせ、何かをつかみ取ろうとしている。迫りくる死のただ中にあって、ウィトゲンシュタインは、必死に生きる意味とは何かを問う。神を信じるということは、この世の現実を超えた意味があるということと等しいとしたうえで、二つの神的なものの存在に触れる。すなわち、世界と自分（自我）である。両者はある部分独立した存在だが、自分は世界に依存している部分もある。なぜなら、世界は自分が生まれる前から、見知らぬ意志によってそこに存在したものであるからだ。自分と世界が一致した状態は、幸福な状態で、死をも恐れないが、両者の不一致が起きると、良心が痛み、不幸になる。「幸福に生きよ！」と自らに叫ぶとき、彼は世界と、つまり神の意志と一致して生きることで、死の恐れからも自由になろうとしていたと思われる。世界と一致し、今この瞬間に生きていれば、死も怖くないし、自己の有限性を超えた意味をもつことができる。

先の記述（六月十一日）に見られる、世界から距離を置いた態度とは異なるスタンスが認められるのである。

この一節から強く立ち昇るのは、ウィトゲンシュタインの、死を恐れず恥じることのない人生を生き抜きたいという強い願望と意志である。今こうして生きることには、たとえ次の瞬間に命を落としても、意味があったのだという思いである。

だが、それから一ヶ月余り後、ウィトゲンシュタインは、彼の問いに、また違った答えを出す。

一九一六年八月一三日

人間は自分の意志を働かすことはできないのに、他方この世界のあらゆる苦難をこうむらなければならない、と想定した場合、何が彼を幸福にしうるであろうか。

この世界の苦難を避けることができないというのに、そもそもいかにして人間は幸福でありうるのか。

まさに認識に生きることによって。

良心とは認識の生が保証する幸福のことである。

認識の生とは、世界の苦難をものともせぬ幸福な生である。

世界の楽しみを断念しうる生のみが、幸福である。

この生にとっては、世界の楽しみはたかだか運命の恩寵にすぎない。(前掲書)

このように、ウィトゲンシュタインは、世界から距離をおいて、現世的な楽しみを断念し、認識に生きることによって、どんな過酷な苦難にあっても、幸福でありうるという考えを述べるのである。それは、世界と一致して生きるという生き方とは違う生き方だと言える。

ウィトゲンシュタインの中にある、二つの矛盾した衝動は明らかである。一方は、世界から距離をおき、心の平安を保とうとする。もう一方は、世界と一致し、神の意志を体現しようと望む。

それは、『意志と表象としての世界』の分裂した構図を、乗り越えようとする試みでもある。ショーペンハウアーにおいて、われわれがその支配を逃れられない盲目的で、無目的の意志であったものが、ウィトゲンシュタインにおいては、ネガティブな受動性を脱し、ポジティブな能動性の中で、生きる意味を与える神として復活する。

表象としての世界についても、同じことが言える。ショーペンハウアーにおいては、存在そのものの仮象、つまりある種の幻でしかなかった表象の世界は、ウィトゲンシュタインにおいては、どんな苦難にあっても、心の幸福を守る営みとして救い出される。

ウィトゲンシュタインの草稿は、『論考』として纏められていく。そこで彼が行ったことは、結局、表象としての世界と意志としての世界の境界をはっきりさせることであった。言葉によって語ることができるものと、語ることができないものを切り分け、語ることができるのは、世界の事実だけであり、それを超えたものを語ることは、無意味な行為であるとしたのである。事実を超えて意味を論じ、哲学することは、何も言っていないのと同じどころか、欺瞞や迷妄を生み出しているのである。彼は『論考』の最後をこう締めくくっている。

「語ることができないことに、人は沈黙しなければならない」と。

ウィトゲンシュタインのこの結論は、後世の哲学に極めて大きな影響を及ぼすことになった。欺瞞や迷妄のワナに陥らないためには、形而上の意味や価値を論じることを慎まねばならないという機運が生まれ、もっぱら言語批判を事とする分析哲学が哲学の主流となる。

だが、それは、ウィトゲンシュタインが、『論考』において試みていることの半分でしかない。彼は言語が語ることのできない限界を定めつつも、語ることのできない部分について、すっかり切り捨てているわけではない。

「哲学は語りうるものを明確に記述することによって、語り得ぬものを暗示するに至る」と述べているように、語り得ぬものも示すことができるとする。『論考』において述べられたことも、ウィトゲンシュタイン流に言えば語り得ぬものであり、それは無意味であるが、「私の言うことはすべて間違いである」といったパラドックスを敢えて犯すことで、言語の限界を示そうとしたのである。

彼が戦場で書き綴った言葉も、「無意味な」命題であるが、そこには、明晰に語りうる限界を超えた何かが示されている。そして、それは一人の人間の精神を支えたものなのである。人生の意味や価値について、科学的な命題のように語ることはできないが、それを身に受け、生きようとすることはできるのだ。哲学するとは、まさに、その語り得ないものの限界に挑み、そこに世界を超えたなんらかの意味を見出そうとする試みであり、生きるための已《や》むに已まれない営みなのである。

したがって、それは思索するということだけで終わるわけではない。むしろ語れないものは、生きられねばならないのだ。それが「世界と一致する」ということでもある。ウィトゲンシュタインがなそうとしたことは、ある意味、言葉の限界を定めることにより、言葉から解放され、世界に身を投じて生きることでもあったように思える。言葉を封印し、言葉から自由になることによって、余計な縛りを免れ、軽やかになることができるのである。

小学校の教師となって

捕虜収容所から復員したウィトゲンシュタインが、ただちに行ったことは、莫大な相続財産をすべて放棄したことである。その結果、彼は晴れて無一文となった。彼は働いて日々の糧を稼がねばならない身となったのだ。そして、捕虜収容所にいたときから決意していたことを実行に移す。それは、小学校の教師となるために、教員養成学校に通うことだった。

彼は宮殿のような実家ではなく、質素な下宿から学校に通い、年下の者と机を並べて授業を受けた。紛れもない天才であり、それゆえ、プライドも図抜けて高いウィトゲンシュタインにとって、我慢を強いられる経験であったが、彼はそれを甘受したのである。

一年の養成学校生活を終え、ウィトゲンシュタインはトラッテンバッハの小学校に赴任する。教員試験に合格し、正式の教員となったのは、二年後のことである。

その間、完成させた『論考』を出版しようと、いくつもの出版社に掛け合うが、無名の著者の哲学書を出してくれる物好きな出版社はなかった。財産があれば、自費出版することも可能だったろうが、今では食べるのがやっとであったし、財力にあかせて出版するのでは、彼のプライドが許さなかった。

ようやく師ラッセルの序文を付けるという条件で、イギリスの出版社が話に応じてくれる。『論考』が出版されたのは、ウィトゲンシュタインが、プーフベルクの小学校に勤務していたときであった。ウィトゲンシュタインは、大変熱心な教師だった。

彼は、大人用の辞書が、子どもにはとても使いにくいことを知り、子ども用の辞書を編集して出版するということも行っている。ちなみに、彼が生きている間に出版した本は、『論考』とこの辞書の二冊だけである。

もちろん、大金持ちの御曹司だったウィトゲンシュタインにとって、貧しく保守的な農村での教師生活に馴染むことは、容易ではなかった。それでも、彼は田舎教師の生活をそれなりに気に入っていたようだ。『論考』出版後、ケンブリッジの旧友たちが、大学に戻ってくるように何度もアプローチしているが、彼は応じようとしなかった。彼の哲学は、『論考』において完成し、もう語ることはなく、残されているのは、生きることであるという思いもあったのだろう。

しかし、彼の内なる思いとは裏腹に、運命は外からやってきて、彼に教師として生きていくのではなく、哲学者になるしかないようにし向ける。

それまでも、ウィトゲンシュタインは、熱心さと妥協を知らない性格ゆえに、父兄らと対立し、次第に軋轢を深めていたのだが、あるとき、一生懸命になるあまり、生徒に対して体罰をふるってしまったのだ。運悪く、平手打ちを食らった生徒は気絶してしまう。前々からウィトゲンシュタインに対して、不信感を募らせていた父兄は黙っていなかった。そのことが騒動になり、彼は地方裁判所に訴えられ、精神鑑定まで受けるという屈辱的な立場に置かれる。無罪となったものの、教師の職に留まることはできなかった。あまりにも残酷な形で教職を追われたウィトゲンシュタインの心の傷は、果てしなく深いものであった。

財産も名望も捨て、一人の教師としてひっそりと生きることに、幸福な人生を見つけられると思っていた哲学者は、そうすることを拒まれてしまったのである。

打ちのめされたウィトゲンシュタインは、修道院に入ることを真剣に考える。「慈悲の友修道士会」の道具小屋で寝泊まりしながら、庭仕事をして一夏を過ごす。

そんな傷心のウィトゲンシュタインに、姉は新築する邸宅の設計を任せる。弟の気持ちを紛らわせようとしたのだ。この作戦は成功する。ウィトゲンシュタインは、その仕事に熱中し、元気を取り戻す。このとき建てられた邸宅は、今もウィーンに「ウィトゲンシュタインの家」として残っている。そんなとき、彼は友人に誘われて、気が進まないながら、ある講演会に出向く。そこで、聴いた数学者ブロウエルの講演が、彼の知性に新たな火を点けることになった。偶然にも、ブロウエルがテーマとしたことは、ウィトゲンシュタインの関心と重なっていたのである。

人生の転機は内側からばかり起きるものではない。外からやってくることも少なくない。自己と世界の二つのタイミングが一致したとき、新たな転身が生じる。

彼はケンブリッジに戻り、大学院生として再び哲学の研究に没頭し始める。ウィトゲンシュタインは、もう四十歳になっていた。

彼は一生活者となろうとし、生活者としては不器用すぎる自分の現実を突きつけられた。彼に残されたのは、もう一つの道、世界から距離を置き、認識の生を生きることであった。

「この世界の苦難を避けることができないというのに、そもそもいかにして人間は幸福でありうるのか。

まさに認識に生きることによって」(「草稿一九一四－一九一六」、前掲書)

彼が戦場で行った思索が、実践されることになったのである。

ある意味、危機が過ぎ去ったとき、生きるための哲学は本来の役割を終え、その瞬間にもっていた命と輝きを失っていく。一人の命を救った哲学も、そのときが過ぎてみれば、大仰で、陳腐にさえ思えるだろう。

見出されたはずの生きる意味についても、同じことが言える。

ウィトゲンシュタインは綴る。

「人生の問題を解決したと思うのは、それが消え去ったときである。

しかし、生きることが問題を孕まないように、すなわち時間の中ではなく永遠の中に生きるという具合に、人は生きることができるだろうか。

このことゆえに、長い間の懐疑の末、ようやく人生の意味が明らかになったと思った人が、いざそうなってみると、何が人生の意味であるかを語ることができないのである」（『論考』）と。

生きるということは、絶えず新たな悩みや問題を抱えることでもある。これさえクリアできればと思っていたことも、いざクリアされてみると、もはや生きる目標や意味にはならないのである。そこにゴールがあると思いすぎると、期待を裏切られることになる。ゴールと思ったところは、単なる曲がり角にすぎないのだ。手に入れたと思ったときには、もうそれは、今までの意味を失うのである。

だが、また、危機を救った生きるための哲学は、その人の中に宿り続けることも事実に思える。その危機を乗り越える前と後とでは、その人はもう同じではない。生きるための哲学は、血となり肉となって、その人の中に生き続ける。

それは表からは姿を消し、内側に身を潜めるかもしれないが、再び危機に巡り合ったとき、命を吹き返す。

自分を超えたものとつながる

苦難や試練の中で、生きることがつらい状況で、なお生き続けるためには、自分を超えた何者かにつながる必要がある。戦場のウィトゲンシュタインにとって、それは神の存在を感じることであったし、生きることに意味があると信じることであった。彼は戦場で戦友の死を目の当たりにし、自らも死の危険に直面したとき、そのことを確かに感じることができたのである。その体験が、彼に生きる力を呼び覚まし、生きていく自信と勇気を与えた。

戦場から戻ったウィトゲンシュタインは、一人の小学校教師として、子どもたちのために生きることに意味を見出そうとする。だが、それさえも拒まれたとき、彼は現場で生きることから身を引き、認識に生きることで、自らの役割を果たそうとする。実際、その天職を全うすることによって、ウィトゲンシュタインは、自分を超えたものと一つになろうとしたのである。

生きることに苦しさを抱えている人が、生き続けていくための原動力となるのは、自分のためという目的では十分ではない。自分のためだけに生きるというのは、気楽で簡単そうに思えるが、本当は、苦しく、極めて難しいことである。

もちろん、そうしたことができる人も、稀にはいる。仕事も家族も捨てて、タヒチに渡り、そこで死ぬまで自分の芸術にだけ没頭したゴーギャン。若くして億万長者になり、ハリウッド女優たちと浮き名を流し、望むことはすべて実現したが、中年以降は、潔癖症が昂じて細菌恐怖症になり、他人との一切の接触をたち、無菌室から指令を出して、自らの帝国を支配したアメリカの富豪ハワード・ヒューズ。

日本に目を転じれば、所帯臭さを嫌い、独身暮らしを続けながら、吉原通いを欠かさなかった永井荷風。最期は、長屋で孤独死を遂げたとはいえ、自分では満足な生涯だったに違いない。

だが、自己愛の追求に生きる、そうした生き方が、多くの人間にとって幸福かというと、首を傾《かし》げざるを得ない。自分のためにだけ生きるというのは、ある時期だけであればよいかもしれないが、一生それを貫くというのは、よほど強い自己へのとらわれがない限り、並の人間にはできないことだ。逆に言えば、それができる人は、余程のものを抱えているということにもなる。

それゆえ、弱い人間が生き続けていくためには、自分以外の何かにつながり、そこに意味を見出すことが必要なのである。大げさに、人のため社会のためという必要はない。どんな些細な存在であれ、あなた自身にとって大切なものをもっていることが肝心なのである。

通常は、その大切なものが、家族であるということが多い。しかし、親子関係に悩みを抱えている人の場合、家族に対して複雑なわだかまりを持ち、家族が単純に大切なもの、守るべきものとはなりにくい。それゆえ、親子関係で苦しんでいる人は、しばしば家族を超えたところで、自分にとって大切なものを見つけ出すことも多い。いや、見つけ出さねば、自分を支えられないのである。

自己愛の追求に生きるという覚悟を決めることも一つだが、そこまでの強さがなければ、自分を超えたところで、そのために生きる何かが必要である。あなたが守らなければならない何かをもつことが、あなたを守ってくれるのだ。

自殺から救ってくれたもの

ある初老の婦人は、夫と離婚し、息子も結婚して、すっかり一人ぼっちになってしまった。夫と離婚したときは、息子がいたので、そのために頑張らなければと思って、弱音も吐かずに働いたが、息子も巣立ってしまうと、空しさが押し寄せてくる。空の巣症候群だった。子どもが巣立った後、子育てが人生の目的になっていた人で起きやすいうつ状態である。すっかり沈み込み、薬をもらって睡眠はとれるようになったが、相変わらず、家事をする気も起こらない。何をしても、張り合いがない。薬を飲んでいる自分が情けなく思え、そこまでして生きなければならないのかと思ってしまう。

折しも阪神・淡路大震災が起き、自宅は大きな被害を免れたものの、老後の資金のためにと買っていた投資信託が値下がりして、将来の生活設計にも狂いが生じた。息子の重荷になるぐらいなら、死んだ方がいいのではないのかと思うところまで追い詰められていた。

ある日、彼女は、雨降りの中、川の土手道を歩いていた。水かさの増した流れを見つめながら、ここで身を投げれば死ねると、そんな誘惑を覚えていた。そのとき、くんくん鳴いている声が耳に留まった。見ると、捨てられた子犬だった。かなり衰弱している。このまま放っておけば、明日には死んでいるだろう。

放っておけずに、婦人は子犬を拾うと、大切に抱え自宅に連れ帰った。体を乾かし、暖め、温かいミルクを飲ませた。昔子育てをしていた頃のように、つきっきりで面倒をみた。努力の甲斐あって、子犬は次第に元気を回復した。拾ってきた子犬は、婦人の新しい家族になった。新しい家族のことを語るとき、婦人の目は生き生きとしていた。婦人は、いつのまにか、子犬から元気をもらっていることに気がついた。後に婦人は、捨てられた子犬と、あのとき出会っていなければ、本当に死んでいたかもしれないと語った。

飼っているペットが、生きるぎりぎりの支えになってくれたり、元気になるきっかけとなるということは、しばしば経験される。その存在自体が慰めを与えてくれるという以上に、自分が必要とされている、求められているということが、生きる張り合いや原動力を与えてくれるのだろう。

扶養家族をもつ

生きる力を強めてくれるものに、養う者をもつということがある。自分に自信がなく、何のために生きているのかわからないと、いつもふさぎがちだった人が、親となって、別人のように強く、しっかりした人物に変わっていくということは、よく経験される。

自分のためには、強くなれなくても、守ってやらねばならない者のためには、我を忘れて、強くなるということが起きる。動物の世界でも、親は子を守るためなら、自分より体が大きい者が相手であろうと、一歩も引かずに立ち向かっていく。自分だけの身を守るためなら、尻尾を巻いて逃げてしまうところだろうが、子どものためなら、体を張って戦えるのである。子どもを育てている親には、そんなふうに強くなる仕組みが備わっている。

宣教師の娘として、中国で育ったパール・バックは、作家になりたかったわけではなかった。生まれてきた子どもが、重度の知的障害を抱え、一生助けが必要で、自立することはできないという事実に、しばらく絶望して暮らした後、ある日、彼女は屋根裏部屋の階段を上ると、机に向かい、ペンを執ったのである。子どものために、お金が必要だったのだと、パール・バックは、率直に回想している。何を書くという定かなプランがあったわけでもなかった。ただ、自分に書けるとしたら、子どもの頃から暮らしてきた中国についてであるということだけは確かだった。

彼女は、ペン先からあふれ出るままに、中国の貧しい農民一家の苦難の物語を書き上げた。それは、『大地』として完成し、世界的なベストセラーとなったばかりか、彼女にノーベル文学賞の栄冠をもたらす。

サグラダ・ファミリア教会などの独創的な建築で知られる、スペインの建築家アントニ・ガウディは、経済的困窮と病弱のために、建築学校を三年も留年してしまう。ガウディは建築現場で働きアルバイトをしながら、苦学せねばならなかった。ガウディは石膏デッサンの石膏が買えずに、単位を落としたこともあった。その間、兄、母が相次いで亡くなり、やっと建築家になって生活が楽になると思った矢先、姉が亡くなり、知的障害をもつ姪っ子ロサを引き取らねばならなかった。

ガウディは、恋愛にも恵まれず、生涯結婚することはなかったが、そんな彼にとって、ロサの存在は大きな救いとなる。守るべき存在ができたゆえに、強さや優しさを得ることもできたのだ。世間並みの家庭的幸福を手にすることはなかったが、彼の家族への愛情や憧憬は、サグラダ・ファミリア教会、つまり聖家族教会の建築への情熱として昇華されていく。四十年をともに過ごしたロサは、ガウディが六十歳のときに天に召された。ガウディは、自分がロサのために犠牲になっていると思っていたが、ロサを喪ったとき、本当は、ロサが犠牲となって、自分の支えとなってくれていたことを悟る。ガウディは、悲しみに暮れつつも、長年、自分に生きる喜びを与えてくれたロサに、心から感謝を捧げた。

作曲家ベートーヴェンも、何度も恋に破れたが、現実の家庭的幸福を手にすることはできなかった。聴力を失い、世間との交わりからも遠ざかり、益々孤独がひどくなる中で、彼に慰めと生きる力を与えてくれたのは、音楽への情熱とともに、引き取って面倒を見ていた甥カルルの存在であった。このやんちゃな甥は、何かと問題を起こし、ベートーヴェンの頭を悩ませるのだが、トラブルメーカーの甥が、単調な生活に息吹を吹き込み、生きる活力にもなっていたように思う。

しかし、ベートーヴェンの強すぎる思いは、カルルには重荷になってしまったようだ。悪行を働いた末に、カルルはピストルで自殺未遂まで起こし、ベートーヴェンに生きた心地も与えなかった。だが、カルルへの愛情がなければ、ベートーヴェンの晩年はもっと暗く、救いのないものとなり、あの第九交響曲も、違ったものになっていたかもしれない。一見、厄介なお荷物にしか見えないものも、それを育て、養うことは、孤独を忘れさせるほどの力を呼び覚ましてくれるのである。

ある統合失調症の女性は、精神安定剤を飲んでいたため、また病状が悪化することも心配で、子どもをもつことを諦めていた。ところが、ある日、彼女は自分のお腹の中で何かが動いていることに気づく。驚いて、病院に行ってみると、妊娠していることがわかる。八ヶ月だった。元々生理も不順だったので、まったく気づかなかったのだ。もうそこまで育っていれば、後は産むしかなかった。たくさん薬を飲んでいたので、影響が心配されたが、無事に元気な子どもが生まれた。

それから、彼女の生活は一変した。以前は何事にも無気力で、家事も夫に頼りきりだったが、甲斐甲斐しく子どもの世話や炊事をするようになった。負担に思えることもあるが、周囲の助けもあり、自分がこうして子どもを育てていることに、大きな喜びを感じている。絵本を読んでやったり、買い物に連れていくことを楽しむ余裕も出てきた。自分を必要としている存在が、その人の中に備わっている優しさや力を引き出してくれるのである。

フランクルの選択

人生には、想像を絶するような過酷なことも起きる。愛する者や慣れ親しんだ仕事や暮らしを、突然奪われるということもある。そんな理不尽ともいえる運命にぶつかったとき、人はそれにどう立ち向かっていくことができるのか。絶望の淵に追いやられ、生きる意味を失いそうになったとき、いかにその困難な状況にあって、生きる意味を見出し、生き続けていけるのか。

そうした極限的な問いに、ウィトゲンシュタインとは別の答えを与えてくれるのは、精神科医であり、自らアウシュヴィッツでの強制収容所のサヴァイヴァーとして、死の淵から生還したヴィクトール・フランクルである。

フランクルは、ナチスの脅威が迫ったとき、オーストリアのウィーンの病院で働いていた。フランクルには、二つの選択肢があった。両親を残して、一人アメリカに亡命するか、祖国に残って両親と運命をともにするか。フランクルは当初、アメリカに渡るつもりで、アメリカ大使館にヴィザを申請していた。だが、ヴィザはなかなか発給されなかった。その間にも、強制収容所送りの日は着実に近づいていた。ところが、ようやくヴィザがおりたとき、フランクルはオーストリアに残る決意を固めていた。それが自分の生き方であり、それを全うしようとしたのである。

さまざまな噂から、強制収容所が単なる収容所ではなく、死の危険がある場所であることに気づいてはいたが、フランクルは自分だけが逃れることをよしとしなかったのだ。フランクルは捕らえられ、それまで働いていた仕事もすべてを失って、アウシュヴィッツに送られる。

強制収容所は、フランクルの想像を絶する、はるかに残酷で、救いのない「死の工場」だった。そこで、彼は両親とも妻とも離れ離れにされ、結局彼だけが生き残ることになるのである。

彼は、財産だけでなく、人間としての尊厳や未来への希望も奪われ、気まぐれな悪意と剝き出しの醜い欲望に、絶えず生存を脅かされ、なけなしのプライドを踏みつけにされながら、そうした状況で生き続けることがどういうことであるかを、身をもって体験するのである。

驚くべきことに、そうした状況にあっても、人間らしい崇高な心を失わない人もいた。フランクルは自分だけが生き残ろうとするエゴイスティックで、醜い人間の振る舞いよりも、その状況下でも、親切や思いやりというものを保ち続けることができる人がいるということの方に目を向ける。そうすることが、フランクル自身、絶望し、生きる希望を失うことから、自分を守ることになったのだ。

フランクルが、その著『夜と霧』において語っている一人の女性の死は、どんな逆境にあっても、人はそこに意味を見出し得るのだということを教えてくれる。その若い女性は、死の床に伏せり、強制収容所で短い人生の幕を閉じようとしていた。しかし、彼女は決して絶望しておらず、快活でさえあった。「『私をこんなひどい目に遭わしてくれた運命に対して私は感謝していますわ。』と言葉どおりに彼女は私に言った。『なぜかと言いますと、以前のブルジョワ的生活で私は甘やかされていましたし、本当に真剣に精神的な望みを追ってはいなかったからですの。』その最後の日に彼女は全く内面の世界へと向いていた。『あそこにある樹はひとりぼっちの私のただ一つのお友達ですの。』と彼女は言い、バラックの窓の外を指した。外では、一本のカスタニエンの樹が丁度花盛りであった。(中略)『この樹とよくお話しますの。』と彼女は言った。私は一寸まごついて彼女の言葉の意味が判らなかった。」フランクルは彼女が幻覚を見ているかと訝りながら、樹は何と答えたのかと訊ねる。すると、「彼女は答えた。『あの樹はこう申しましたの。私はここにいる——私は——ここに——いる。(後略)』」(『夜と霧』霜山徳爾訳)

「ここにいる」という存在の確かさや清澄さへの感動は、何もかも奪われて、余計なものに邪魔されることのない境涯に置かれたからこそ、味わうことができるものなのだろうか。その機会を与えてくれた運命に感謝さえするというのは、人間精神のなせる奇跡だと言える。そこには、生きるための哲学の極限の姿がある。

人生とはままならないものだ。理想どころか、不本意な死という逃げ出しようのない現実に向かい合わねばならないときもやってくる。この女性の生きざまは、そして、そのことを伝えようとするフランクルの感銘と使命感は、そうした理不尽な運命を前にしても、人はそこにポジティブな意味を見出すこともできるという可能性を教えてくれる。

フランクル自身、絶望し、自殺したいという誘惑を感じそうになったこともあった。そのとき、いかにして彼はその危機を乗り越えたのか。その後の、過酷な運命を、彼はどうやって生きながらえることができたのか。

フランクルが自分を守ってくれたものとして挙げていることの一つは、心の中でつねに対話をしたことである。彼は、心の中で、妻や母親といつも話を交わした。こういう場面で、妻や母親ならどんなふうに語って慰めてくれるか、自分を笑わせてくれるか。凍てつくような雪の中で、何時間も立たされ、ひどい目に遭っている最中でも、妻ならこういってくれるだろうと思い浮かべ、心の中に妻の声を聞くことで、現実に追い詰められることから逃れることができたのだ。

愛する存在と心の中で対話するという方法は、たとえそばにいなくても、安全基地となってくれる存在が、その人の生存を支えてくれることを示しているだろう。

同時に、苦難の状況を語ることには、フランクルが、「苦悩を客観化する試み」として述べている方法にも通じる。寒さと栄養失調で足は腫れあがり、苦痛と絶望以外、何の希望も慰めもないように思われたとき、彼は、今自分が聴衆の前にいて、強制収容所での体験について語っている状況を思い浮かべたのだという。そうすることで、自分の被っている苦悩が客観化され、耐えやすいことに気がついたのだ。その後、彼は実際にそうした講演をすることになる。

人によっては、どん底の状態に落ちることにより決定的なダメージを受け、再起不能となることもある。だが、一部の人は、そうしたダメージが致命傷になることを免れ、むしろそれを強みに変える。どこに両者の違いがあるのだろうか。

その点に関わると思われるのが、自分の身に起きていることを、少し離れた視点で眺めることのできる力である。シベリアの監獄生活を生き延びたドストエフスキーにもそうした点を認めることができる。自らが味わった悲惨な体験を、たとえば手紙の中で、第三者的な視点でユーモアさえ込めて語っているが、彼の中にはきっと、いつかこの体験を作品に描きたいという思いがあったに違いない。そう考えることによって、悲惨な体験は単なる不幸で苦痛なだけの出来事ではなく、創造的な意味を持った出来事として受け止めることができる。

作家のヘルマン・ヘッセは、自らの体験を日記に書くことを習慣とした。彼の日記は、単なる出来事の羅列ではなく、その情景を丹念に描いたものであった。日記に描かれた場面は、その後、小説作品の中に取り入れられ、有効に活用された。そういう習慣をもつことによって、たとえ不快な体験をしても、それを描くことによって、プラスな価値に転換することができたのだ。

フランクルがもう一つ挙げていることは、どんな小さなことであれ、未来の楽しみをもつということである。フランクルが強制収容所で暮らし始めて気づいたことは、隠し持っているパンやタバコを、ありったけ食べたり、吸ったりし始めると、その人は間もなく死んでしまうということである。生きようとする人は、将来のために、楽しみをわずかでも取っておこうとする。将来口にできる一本のタバコやひと欠片のパンが、生きる希望と勇気を与えてくれるのだ。

フランクルは後に自伝の中で、彼が生き残ることができたもう一つの要因について述べている。それは、彼が収容所に入る前から取り組んでいた著書を出版せずには死ねないという思いだった。彼は失われた原稿を再構成できるように、要点やキーワードを書きつけた小さな紙片を、服地に縫い込んで隠し持っていた。発疹チフスにかかって死線をさまよったときも、彼の心にはまだ日の目を見ていない著書のことがあった。高熱と激しい腹痛にさいなまれながら、しかも見つかれば銃殺されるという危険を冒して、別のバラックにいる内科の医師に診てもらうため、夜中に彼は、そこまで這っていった。ここで死ぬわけにはいかないという一念からだった。自分が成し遂げなければならない使命や責任をもつことも、生きるための意味を与え、試練を生き延びることにもつながるのだろう。

試練に意味を見出す

強制収容所体験のような過酷な体験をした場合、その危機は、虜囚として自由と生存の保証を奪われた期間にだけあるのではない。解放され自由が訪れても、もっと大きな危機がしばしば待ち受けている。強制収容所体験を長らく味わった者は、強い無気力と空虚感に悩まされ、いまさら自由を与えられても、主体的に生きることに困難を覚えてしまうことも少なくないという。

そのうえ、『心的外傷と回復』を著したジュディス・L・ハーマンが「離断」と呼ぶ状況が加わることになる。長く元来の生活から引き離され、さらには、愛するものや大切にしてきた仕事を失い、元の人生を取り戻しようがないと感じるのである。それは、過酷な運命を生き延びることができた者さえも、悲観的で、無気力で、投げやりで、逃避的な人物にしてしまう。

強制収容所から解放されたフランクルに同じ状況が起きていても不思議はなかった。彼が自由を取り戻したとき、最初に知ったことは、ともにアウシュヴィッツに送られた妻ティリーが、すでに亡くなっていたという事実であった。ティリーは、アウシュヴィッツ行きを回避することもできたのだが、自ら夫と行動することを選んで、アウシュヴィッツに行くことを志願したのだ。フランクルが妻を説得し、それを止めさせようとしたが、妻の決心を翻《ひるがえ》させることはできなかった。ようやく自由の身になったフランクルを待ち受けていたのは、自分と行動をともにしようとした妻が死に、自分の方が生き残ったという過酷な運命であった。さらには、父親と母親、そして弟も収容所で命を失っていた。

こんなにも多くの愛する者たちを失い、自分だけが生き残ったという現実を前にしたとき、道義の人フランクルをさいなんだ思いはいかばかりであったろうか。フランクルといえども、絶望と自己放棄に陥りかねない状況であった。実際、周囲の者は、フランクルが自殺するのではないかと心配した。

ウィーンに戻ったフランクルがまずしたことは、恩師や友人を訪ね、自らの身に起きた運命を伝えることだった。彼は人前も構わずに、心の底から涙を流したという。このとき、涙を流せたということは、フランクルの心が、まだすっかりすり切れていなかったということを証している。人は過酷すぎる体験をすると、涙さえ出なくなってしまうからだ。このとき彼の慰めとなったのは、自らの悲しみを思いの限り語ることのできる人がいたことだった。

だが、それだけでは、彼の速やかな回復と以前にも増しての精力的な活躍はなかったであろう。彼はどうやって、自らの危機を、過酷すぎる運命を乗り越えたのか。

彼は、友人のパウル・ポラックに妻や両親、弟の死を告げながら、涙に暮れつつも、こう語ったという。

「パウル、こんなにたくさんのことがいっぺんに起こって、これほどの試練を受けるのには、何か意味があるはずだよね。僕には感じられるんだ。あたかも何かが僕を待っている、何かが僕に期待している、何かが僕を求めている、僕は何かのために運命づけられているとしか言いようがないんだ」(『フランクル回想録』山田邦男訳)

彼の友人は、間髪をおかずに、彼を病院の仕事に復帰させる。彼に必要なのは、余計なことを考える暇ではなく、彼を必要とする忙しい仕事だと考えたのだ。また、彼に構想していた作品を完成させるようにと勧める。彼は収容所に入れられる以前から書き続けていた『医師による魂の癒し』を完成させると、その余勢をかって、後に『夜と霧』として知られる『人間の意味探求』を、わずか九日間で口述する。まさに、彼の心の中に積もり積もっていたものを、一挙に吐き出したのである。ご存じの通り、『夜と霧』は世界的なベストセラーとなり、今日も読み継がれる必須の文献となっている。

『心的外傷と回復』の中でハーマンは述べている。外傷的な体験の最終的な回復は、自らが味わった運命に肯定的な意味を見出し、その体験を生き延びたものとしての使命を自覚することにあると。フランクルは、まさに自らが味わった過酷な運命に、意味と使命を見出すことで、果てしない悲しみを乗り越えようとしたのだと言える。

長い虐待や強い支配を受けて育った人にも同じことが当てはまる。忌まわしい体験の記憶から、ただ逃れようとしている限りは、ただ翻弄されるばかりで、本来の自分を取り戻すことは難しい。自分の体験したことに正面から向かい合い、自分に何が起きていたのかを見つめることができるようになって、初めて自分らしい人生を回復することができる。

それにしても、驚かされ、胸を打たれるのは、これほどの体験をしながらも、フランクルが、決して人間というものに悲観的にならなかったということである。それどころか、彼は自分を収容し、家族の命を奪ったナチスに対してさえ、極めて冷静な態度をとり続け、ナチスやドイツ人を、それに属していたというだけで、全否定したり、共同責任を負わせるという考え方に反駁《はんばく》した。当時の時代状況において、そうした発言をすることは、大変な勇気を要することであった。二分法的な善悪論には与《くみ》しない、その成熟した理知的な精神に、深い敬意を感じずにはいられない。

フランクルが早く仕事に復帰したことは、別の幸運にもつながった。亡くなった妻と同じく病棟看護師をしていた女性と知り合い、終戦の二年後には結婚するに至ったことだ。彼女との間には、娘が生まれ、家庭的な幸福にも恵まれたのである。

同じようにアウシュヴィッツを生き延びた作家エリ・ヴィーゼルの場合は、回復はそれほど容易ではなかった。まだ心の抵抗力が弱い十五、六歳という年齢だったことも、また、一緒に苦難を耐えた父親が、解放の数日前に亡くなってしまったことも、彼の心により深い絶望を刻み込んだのに違いない。彼は誰にも心を開けず、何十年もの時間が経った後も、心に負った深い傷を引きずることになった。ジャーナリストとして社会の矛盾に取り組み、自らの体験を作品に結実させることで、徐々に乗り越えていったのである。

不満と感謝

人はさまざまな試練や困難に遭遇する。前向きに努力し、乗り越えられる試練もあるが、いくら努力しても乗り越えられない理不尽な試練もある。そして、本当の試練とは、理不尽なものだ。不当で、いじわるで、乗り越えがたいものである。それを前向きに克服しようとしても、どうにもならない。前向き思考だけでは、努力しても報われない状況が受け入れられず、やがて絶望してしまうだろう。

大きな試練を乗り越えて生き抜いてきた人に出会うとき、彼らに共通するのは、運命の受容と感謝の心である。あるがままの状況を受け入れ、そこに感謝の気持ちを抱くことができる人は、出口の見えない、長く続く困難な日々の中にあっても、希望や意味を見出し、ささやかな喜びを支えに生き抜いていくことができる。感謝の気持ちを失ってしまった人は、不利なことにばかり目が向き、不満ばかりを感じて、自分を余計生きづらくしてしまう。目の前の損得にしか、行動の基準を見出せないことで、損得以上にもっと大事なものを失っていくのである。

不幸せな生き方の人は、些細な不満さえも耐えがたいと感じ、周囲に責任を転嫁し、攻撃を加えようとする。そのことが一層不幸を生んでしまう。幸福を手に入れるのが上手な人は、恵まれていることに対しては勿論のこと、つらく苦しい試練に対してさえ、そこにわずかでも良い点を見つけ出し、感謝の気持ちを保ちながら生きていこうとする。

何事も不満に思ってしまうか、むしろ良いチャンスと、ありがたく受け止めるかで、同じ境涯であっても幸福にも不幸にもなってしまうのである。

感謝の気持ちをもてるか否かは、思い通りにならない他者や世界をどう受け止めるかにかかっている。言い換えれば、自分というものの有限性をどう受け止めるかにかかっている。自分が限りある、不完全な存在であることを、否定するか、肯定するかということに行き着く。感謝するということは、あらゆる不利な面はあっても、今こうして生きていることに意味を認め、それを肯定することである。

感謝の気持ちがもてない人は、自分ができないこと、自分に与えられないこと、自分に不利な状況を、自分に対する攻撃、敵意、束縛と受け止めてしまいやすい。自分を否定するものとして捉えてしまうのだ。限りある自分ということ自体が腹立たしく、不満なのである。どんなことも成し遂げられ、どんなものも手に入れることのできる自分こそが理想の自分なのである。

感謝の気持ちをもてる人は、自分ができないこと、自分には与えられないもの、自分に不利な状況を、決して自分を否定するものとは受け取らない。そうした困難や不愉快なことさえも、こうして与えられていることには何か意味があり、それは一つの恵みなのだと考える。有限性にこそ、自分を超える力と意味を見出すのである。

ただし、感謝という結論が先に来すぎると、人を縛るだけの義務になってしまうこともある。良い子や善い人にありがちなことだが、強いられた感謝は、その人を不自由にし、本来の人生を奪ってしまいかねない。ときには、逆の人生を歩ませてしまうこともある。いくつもの試練を乗り越える中で、長い時間をかけて、いつしかたどり着ける境地なのだと思う。

重い障害があろうとも

ある青年は、十代の終わりに統合失調症を発症し、被害妄想や幻聴のために、外に出ることもままならず、悪化すると家族に暴力をふるってしまうこともあった。二度の入院生活の後、薬を飲むことで、大きく悪化することはなくなったが、仕事に就くことは、難しい状況であった。毎日、ぼんやりと過ごす日々が続いた。最初のうち、できることと言えば、新聞を読むことと、一日一回近くの公園に散歩に行くことだった。しかし、若い男が昼間から公園にいると、不審な目で見られているような気がして、それも行きづらくなった。青年は、父親から責められると、よく不満を漏らしていた。早く仕事をしろと言われるが、どうしたらいいのかと、せっぱ詰まった心中を語ることもしばしばだった。青年が怠けているのではないことが、父親にはどうしても理解できないようだった。

その後、父親も次第に本人の状態を受け入れ、あまり無理なことを求めなくなった。障害により、働きたくても働けないという我が子の苦しい気持ちを受け止めるようになったのである。父親も、仕事のことは焦るなと言うようになった。

十数年の歳月が流れ、青年も三十代半ばになった。青年は、洗濯と掃除を日課としてこなすようになっていたが、外で働くことは、まだ困難な状態であった。だが、青年の中には、いつか働きたいという思いがあった。求人広告を見て、応募の電話をかけることもあったが、就職した経験もない者を、この年から使ってくれる会社はなかった。

そんな青年に、ある日、父親が声をかけた。明日からおれの仕事の手伝いに来てみろというのである。青年は、突然のことで迷ったが、思い切って行ってみることにした。こうして青年は、父親の助手として働き始めた。父親と一緒に働くようになって、初めて父親がどういう仕事をしているのかを知った。簡単な手伝いしかできなかったが、役に立てることがうれしかった。そして、七十歳を過ぎる父親が、定年の後も十年以上、一家の家計を支えるために、仕事を続けてきたことを知った。それまで、父親は好きで働いていると思っていたのだ。「ほんとうに苦労をかけてきたのだと思った。そうやって、守ってくれていたのだと思うと、本当に申し訳ない気持ちになった」と、父親に対して、感謝の気持ちを語るようになった。それは、この青年だけでなく、親子で遂げた成長に思えた。

統合失調症のように重い障害を抱えた人も、人に役立ちたい、認められたいと願うという点ではなんら変わらない。ささやかな営みであれ、自分が何かをなし得たと感じ、お疲れ様と言われるとき、それだけで、喜びを味わうことができる。そうした日々の中で、生きてきたことを肯定し、今まで支えてくれたものに感謝する境地にまでたどり着くことができるのである。

おわりに

その少女と出会ったのは、まだ駆け出しの精神科医の頃である。彼女は高校生だった。精神的に不安定になっていたが、妖精が地上に舞い降りたような少女であった。彼女の発する言葉一つ一つが、深い本質を突いているようで、何度もどきりとさせられたものである。いつも明るく振る舞っていた少女が、うつむきがちになり、その心に抱えていたものを打ち明けた。それは、悲しい出来事だった。彼女が中学生のとき、母親が自殺したのである。焼身自殺だった。悲鳴がして、庭に出てみると、何か異様なものが目に飛び込んできた。

「真っ黒い石のようなものが見えて、それが母だったんです……」少女は泣きじゃくりながら、それ以上言葉を続けることができなかった。

私は何と言葉をかければよいのかわからずに、絶句した。私はただ彼女の語ることに耳を傾け、その悲しみを思うことしかできなかった。

彼女もまた、自分が母親を救えなかったことに対して、罪の意識を覚えていた。自分がわがままばかり言っていたから、あんなことになってしまったのではないかと、自分を責め続けていた。

それから数年後、彼女が自殺しようとしたことがあった。少女は、もう二十代の娘になっていたが、首にコードを巻いて、鴨居からぶら下がろうとしたのだ。そのとき、私は思わず彼女を叱りつけていた。通常の精神療法では、死のうとした者の気持ちを静かに聞き、安心と受容を与えるということが一般的なやり方である。だが、私の本能は、そんなことをしていたら、彼女は近いうちに、本当に死んでしまうと感じ取ったのである。私は細かい話も聞かなければ、慰めもせず、「なんで、そんなことをするんだ。今までやってきたことは、何なんだ」と、気色ばんで、彼女に迫ったのである。私もまだ若かったのだと思う。

それまで平然と座っていた彼女は、目を赤く潤ませると、「ごめんなさい」と謝った。だが、私は、「謝ってもらってもしょうがない。それより、二度とこんなことをするんじゃない」と、厳しく申し渡したのだ。「わかりました」と彼女は、泣きながら私に約束した。

それから、もう十年以上の月日が流れた。その間、いつも彼女を支えていた父親が亡くなるという悲しい出来事もあった。だが、彼女は、今も元気に暮らしている。どうやって乗り越えてきたのかと、彼女に尋ねてみたこともある。彼女は笑って、「まだ乗り越えているかどうかわからないけど……、でも、支えてくれる人がいたから……」と控えめに言った。だが、その言葉だけで、彼女の伝えたい思いがわかった気がした。

生きるということは、すでに個人的な行為ではないのかもしれない。人が生きるとき、そこには、必然的に、何人もの人間がからまり合っている。一人が抜け出すことは、手を結び合っているものの手を、ふりほどくということだ。手をふりほどくとき、そこには、ふりほどかれた者が生まれる。自分の悲しみではなく、手をふりほどかれる者の痛みに思いが及んだとき、人は自分が一人ではないのだと悟り、死を思いとどまれるのかもしれない。手を放すな、放さないぞと、意思表示し合うしか、ほかに何もできないとしても、そうし合うことが、生きるということを可能にしているのだと思う。

生きるための哲学の試みに当たって、言葉は仰々しいが空疎な哲学用語を振り回したり、こうしたら幸福になれる式のプラグマティズムに陥ることだけは避けたいと思ったが、その点は、どうにか目的を達せられたのではないかと思う。その分、いわゆる「哲学」を期待して本書を読んだり、実践的な指南を当てにした読者にとっては、肩すかしを食ったと感じられたかもしれない。だが、もしそうだとしたら、語れないものを語ろうとした本書の意図は、わずかばかりでも成し遂げられたということと思いたい。

生きるための哲学は、生きようとする人生の事実の中にこそあるのだということを、本書を書き上げて、改めて強く確信した次第である。本書が投げかけたさまざまな人生の事実から、生きるための、ご自身の哲学を感じ取られることを、願うばかりである。

岡田尊司

主な参考文献

・『ショーペンハウアー――哲学の荒れ狂った時代の一つの伝記』リュディガー・ザフランスキー／山本尤訳／法政大学出版局／一九九〇年
・『意志と表象としての世界』世界の名著45／ショーペンハウアー／西尾幹二訳／中央公論新社／一九八〇年
・『評伝 ヘルマン・ヘッセ――危機の巡礼者 上・下』ラルフ・フリードマン／藤川芳朗訳／草思社／二〇〇四年
・『エリック・ホッファー自伝――構想された真実』エリック・ホッファー／中本義彦訳／作品社／二〇〇二年
・『ジョルジュ・サンド 1804-76――自由、愛、そして自然』持田明子／藤原書店／二〇〇四年
・『女として人類学者として――マーガレット・ミード自伝』和智綏子訳／平凡社／一九七五年
・『ドストエフスキイの生活』小林秀雄全集第五巻／新潮社／一九六七年
・『愛人 ラマン』マルグリット・デュラス／清水徹訳／河出書房新社／一九八五年
・『サマセット・モーム――あるがままの肖像』カール・G・プファイファー／守屋陽一訳／紀伊國屋書店／一九五九年
・『人間の絆 第1～3』サマセット・モーム／中野好夫訳／新潮文庫／一九五九年
・『インナー・トラヴェルズ 上・下』マイクル・クライトン／田中昌太郎訳／ハヤカワ文庫NF／一九九三年
・『告白録 上・中・下』ルソー／井上究一郎訳／新潮文庫／一九五八年
・『アーレントとハイデガー』エルジビェータ・エティンガー／大島かおり訳／みすず書房／一九九六年
・『ラーエル・ファルンハーゲン――ドイツ・ロマン派のあるユダヤ女性の伝記』ハンナ・アーレント／大島かおり訳／みすず書

房／一九九九年
・『エリクソンの人生――アイデンティティの探求者 上・下』 L・J・フリードマン／やまだようこ、西平直監訳／鈴木眞理子、三宅真季子訳／新曜社／二〇〇三年
・『ユングという名の〈神〉――秘められた生と教義』 リチャード・ノル／老松克博訳／新曜社／一九九九年
・『ウィトゲンシュタインの生涯と哲学』 黒崎宏／勁草書房／一九八〇年
・『ウィトゲンシュタイン――その生涯と思索』 クリスティアンヌ・ショヴィレ／野崎次郎、中川雄一訳／国文社／一九九四年
・『ウィトゲンシュタイン全集1』「草稿 一九一四―一九一六」 ウィトゲンシュタイン／奥雅博訳／大修館書店／一九七五年
・『ガウディの奇跡――評伝―建築家の愛と苦悩』 北川圭子／アートダイジェスト／二〇〇三年
・『ベートーヴェンの生涯』 ロマン・ロラン／片山敏彦訳／岩波文庫／一九三八年
・『夜』 エリ・ヴィーゼル／村上光彦訳／みすず書房／一九六七年
・『そしてすべての川は海へ――20世紀ユダヤ人の肖像 上・下』 エリ・ヴィーゼル／村上光彦訳／朝日新聞社／一九九五年
・『夜と霧――ドイツ強制収容所の体験記録』 ヴィクトール・E・フランクル／霜山徳爾訳／みすず書房／一九五六年
・『フランクル回想録――20世紀を生きて』 V・E・フランクル／山田邦男訳／春秋社／一九九八年
・『死ぬ瞬間――死とその過程について』 エリザベス・キューブラー・ロス／鈴木晶訳／中公文庫／二〇〇一年
・『心的外傷と回復』 ジュディス・L・ハーマン／中井久夫訳／みすず書房／一九九六年
・『永遠の別れ――悲しみを癒す智恵の書』 エリザベス・キューブラー・ロス、デーヴィッド・ケスラー／上野圭一訳／日本教文社／二〇〇七年

本書は二〇〇八年一二月にＰＨＰ研究所より新書判で刊行された
『「生きづらさ」を超える哲学』を大幅に訂正し、改題しました。

生《い》きるための哲学《てつがく》

二〇一六年一一月二〇日　初版発行
二〇二四年一二月三〇日　3刷発行

著　者　岡田《おかだ》尊司《たかし》
発行者　小野寺優
発行所　株式会社河出書房新社
〒一六二-八五四四
東京都新宿区東五軒町二-一三
電話〇三-三四〇四-八六一一（編集）
〇三-三四〇四-一二〇一（営業）
https://www.kawade.co.jp/

ロゴ・表紙デザイン　粟津潔
本文フォーマット　佐々木暁
本文組版　株式会社キャップス
印刷・製本　大日本印刷株式会社

Printed in Japan　ISBN978-4-309-41488-1

アーティスト症候群　アートと職人、クリエイターと芸能人

大野左紀子　41094-4

なぜ人はアーティストを目指すのか。なぜ誇らしげに名乗るのか。美術、芸能、美容……様々な業界で増殖する「アーティスト」への違和感を探る。自己実現とプロの差とは？　最新事情を増補。

言葉の誕生を科学する

小川洋子／岡ノ谷一夫　41255-9

人間が“言葉”を生み出した謎に、科学はどこまで迫れるのか？　鳥のさえずり、クジラの泣き声……言葉の原型をもとめて人類以前に遡り、人気作家と気鋭の科学者が、言語誕生の瞬間を探る！

こころ休まる禅の言葉

松原哲明〔監修〕　40982-5

古今の名僧たちが残した禅の教えは、仕事や人間関係など多くの悩みを抱える現代人の傷ついた心を癒し、一歩前へと進む力を与えてくれる。そんな教えが凝縮された禅の言葉を名刹の住職が分かりやすく解説。

山に生きる人びと

宮本常一　41115-6

サンカやマタギや木地師など、かつて山に暮らした漂泊民の実態を探訪・調査した、宮本常一の代表作初文庫化。もう一つの「忘れられた日本人」とも。没後三十年記念。

内臓とこころ

三木成夫　41205-4

「こころ」とは、内蔵された宇宙のリズムである……子供の発育過程から、人間に「こころ」が形成されるまでを解明した解剖学者の伝説的名著。育児・教育・医療の意味を根源から問い直す。

生命とリズム

三木成夫　41262-7

「イッキ飲み」や「朝寝坊」への宇宙レベルのアプローチから「生命形態学」の原点、感動的な講演まで、エッセイ、論文、講演を収録。「三木生命学」のエッセンス最後の書。

心理学化する社会　癒したいのは「トラウマ」か「脳」か

斎藤環　40942-9

あらゆる社会現象が心理学・精神医学の言葉で説明される「社会の心理学化」。精神科臨床のみならず、大衆文化から事件報道に至るまで、同時多発的に生じたこの潮流の深層に潜む時代精神を鮮やかに分析。

世界一やさしい精神科の本

斎藤環／山登敬之　41287-0

ひきこもり、発達障害、トラウマ、拒食症、うつ……心のケアの第一歩に、悩み相談の手引きに、そしてなにより、自分自身を知るために――。一家に一冊、はじめての「使える精神医学」。

「科学者の楽園」をつくった男

宮田親平　41294-8

所長大河内正敏の型破りな采配のもと、仁科芳雄、朝永振一郎、寺田寅彦ら傑出した才能が集い、「科学者の自由な楽園」と呼ばれた理化学研究所。その栄光と苦難の道のりを描き上げる傑作ノンフィクション。

科学以前の心

中谷宇吉郎　福岡伸一〔編〕　41212-2

雪の科学者にして名随筆家・中谷宇吉郎のエッセイを生物学者・福岡伸一氏が集成。雪に日食、温泉と料理、映画や古寺名刹、原子力やコンピュータ。精密な知性とみずみずしい感性が織りなす珠玉の二十五篇。

生物学個人授業

岡田節人／南伸坊　41308-2

「体細胞と生殖細胞の違いは？」「DNAって？」「プラナリアの寿命は千年？」……生物学の大家・岡田先生と生徒のシンボーさんが、奔放かつ自由に謎に迫る。なにかと話題の生物学は、やっぱりスリリング！

解剖学個人授業

養老孟司／南伸坊　41314-3

「目玉にも筋肉がある？」「大腸と小腸、実は同じ!!」「脳にとって冗談とは？」「人はなぜ解剖するの？」……人体の不思議に始まり解剖学の基礎、最先端までをオモシロわかりやすく学べる名・講義録！

日本人の死生観

吉野裕子　41358-7

古代日本人は木や山を蛇に見立てて神とした。生誕は蛇から人への変身であり、死は人から蛇への変身であった……神道の底流をなす蛇信仰の核心に迫り、日本の神イメージを一変させる吉野民俗学の代表作！

宇宙と人間　七つのなぞ

湯川秀樹　41280-1

宇宙、生命、物質、人間の心などに関する「なぞ」は古来、人々を惹きつけてやまない。本書は日本初のノーベル賞物理学者である著者が、人類の壮大なテーマを平易に語る。科学への真摯な情熱が伝わる名著。

科学を生きる

湯川秀樹　池内了〔編〕　41372-3

"物理学界の詩人" とうたわれ、平易な言葉で自然の姿から現代物理学の物質観までを詩情豊かに綴った湯川秀樹。「詩と科学」「思考とイメージ」など文人の素質にあふれた魅力を堪能できる28篇を収録。

人間はどこまで耐えられるのか

フランセス・アッシュクロフト　矢羽野薫〔訳〕　46303-2

死ぬか生きるかの極限状況を科学する！　どのくらい高く登れるか、どのくらい深く潜れるか、暑さと寒さ、速さなど、肉体的な「人間の限界」を著者自身も体を張って果敢に調べ抜いた驚異の生理学。

「困った人たち」とのつきあい方

ロバート・ブラムソン　鈴木重吉／峠敏之〔訳〕　46208-0

あなたの身近に必ずいる「とんでもない人、信じられない人」――彼らに敢然と対処する方法を教えます。「困った人」ブームの元祖本、二十万部の大ベストセラーが、さらに読みやすく文庫になりました。

FBI捜査官が教える「しぐさ」の心理学

ジョー・ナヴァロ／マーヴィン・カーリンズ　西田美緒子〔訳〕　46380-3

体の中で一番正直なのは、顔ではなく脚と足だった！　「人間ウソ発見器」の異名をとる元敏腕FBI捜査官が、人々が見落としている感情や考えを表すしぐさの意味とそのメカニズムを徹底的に解き明かす。

著訳者名の後の数字はISBNコードです。頭に「978-4-309」を付け、お近くの書店にてご注文下さい。